自然共生栽培と玄米のおいしさ

「玄米」のエビデンスⅡ

渡邊昌
林正明

はじめに

私は慶應義塾大学医学部を卒業し、医師になって以来、病理学、疫学、栄養学、統合医療と60年にわたって新しい分野に挑戦し、研究を重ねてきたが、80歳になってようやく「人の生きる意味」を判る年代に到達したと思っている。

国立がんセンターでは、がんの基礎的研究やがん・循環器疾患予防のコホート研究を始めたが、50歳台で糖尿病になり、食事と運動でコントロールできたことから栄養の重要さに目覚め、東京農業大学に移って機能性栄養学を研究し、大豆のイソフラボンの効果やブロッコリーの抗酸化能の研究を進めることができた。

糖尿病の治療を受けながら合併症で重篤な状態になる人が多いことを知り、２００４年に『糖尿病は薬なしで治せる』(角川書店)という新書を書いたところ、30刷をこえるベストセラーとなり、これが縁で国立健康・栄養研究所の理事長に招聘され、４年間栄養の行政的面も担当した。その際に食育基本法ができ、栄養学を打ち立て研究所を作った佐伯矩《ただす》や、食育を言い始めた石塚左玄のことを知り、その縁で日本綜合医学会の会長も6年引き受けた。その結果、日本の医学教育は栄養学を系統的に教えていないために、医師は栄養学を知らない、栄養士は医学を知らない、といういびつな医療を知ったのである。

本来、「食薬同源」あるいは「医食同源」と言われるように、食養生を大事にしてきた東洋医学と、進んだ診断方法や薬剤、手術を用いる西洋医学は、バランスのとれた統合医療になるのが望ましい。

私は、生老病死が人の一生を示していると思っていたのであるが、この歳になると病気にならずとも「ピンピンコロリ」の生き方もあるのでは、と思うようになった。沖縄百寿者研究によると3分の2近い人が97歳になるまで自立生活を送っている。また、石塚左玄の養生会の系統である日本CI協会、正食協会、日本綜合医学会の人たちは玄米菜食の人が多く、90歳代でなお元気な人が多い。それ以来、玄米の研究に本腰をいれるようになった。

「玄米食は健康に良い」と思っている人は多いが、実際に日常的に食べている人は1％もいない。そこで玄米を薦めて治療をしている先生方に経験談を語ってもらうことにし、驚くほど多くの疾患に効果を上げていることを知ったのである。それを『医師たちが認めた玄米のエビデンス』としてまとめ上げ、２０１５年にキラジェンヌから刊行した。

それから8年が経ち、玄米の良さも知られるようになってきた。特に女性は便秘解消や肌がきれいになる等の効果を体験し、玄米党が増えている。私は玄米食こそが日本人に適した完全食であることを実証してきたが、そのためには健康な玄米を食べる必要がある。

日本は超高齢化社会に入り、医療費や介護負担が年間５千億円以上増えると言われ、出来高払いが基調の医療保険も破綻の危機に瀕している。このような状態を解決したいと、２０１９年に「治未病」をキーワードに一般社団法人メディカルライス協会を設立した。「玄米のおいしさとは？」ということの追求から、おいしい玄米作りを求め、ＮＰＯ法人一次産業応援団の助けも借りて全国の篤農家との連携もできるようになった。元気な人は病気にならないように、元気なコメは農薬がいらない。自然と共生して育つコメは私たちの腸内環境を整え、健康な体を作る元となる。ポストコロナの社会は今までと一変し、地球温暖化も加わって未曽有の困難な社会となるかもしれない。それを切り抜けられる最善の道は、国民が玄米食に親しみ、「治未病」の健康生活を送ることから始まる。

一般の人に玄米のすべてを知ってもらいたいと思い、先端知識を集約して『玄米のエビデンスⅡ 自然共生栽培と玄米のおいしさ』の刊行を企画した。これを読んでいただくことによって地球上の生物が共生して「生きる意味」も納得していただけると思う。

渡邊 昌

「玄米」のエビデンスⅡ　自然共生栽培と玄米のおいしさ　目次

01 玄米と健康について

02 玄米のおいしさ

GENMAI EVIDENCE 03

おいしい玄米を育てる

04

菌根菌の世界

05

米作りの文化

GENMAI EVIDENCE 06

日本のお米の未来を担う

GENMAI EVIDENCE

07

米の未来

GENMAI EVIDENCE

01

玄米と健康について

1 温故知新

2000年代になって国民の長命化とともに西洋医学の限界が見えてきた。日本は平安時代から食養生の思想があり、江戸時代に刊行された貝原益軒の『養生訓』(1712)は長く読まれる名著となった。明治時代、陸軍の薬剤監だった石塚左玄は玄米菜食・身土不二などを説き、食養会を結成した。玄米菜食は、戦前には国民運動にまでなった。

この流れは二木謙三や桜沢如一に引き継がれ、日本綜合医学会やマクロビオティックの活動となっている。[1] 一方、米国の留学生活から帰国後、「栄養学」というコンセプトをまとめた佐伯矩《ただす》は国立栄養・研究所を設立、1918年に『榮養の歌』を作り国民の栄養改善に乗り出した。

戦後、アメリカ流の栄養学が栄養素摂取に偏っているのに対し、100年前に唱和されながら現在にも通じる歌詞には日本古来の養生の思想が含まれている。この歌では、当時の「理想」とされる食生活が謳われている。

『榮養の歌』

個人栄養（一番）
覚めて朝日を仰ぐ時 鬼をも拉ぐ力あり
夢安らかに眠りては 疲れを癒す血潮あり
寒さ暑さに打ち勝ちて 直なる心生い育ち
病襲いむ隙もなし これ皆栄養の賜ぞ……

節米（七番）
穀一粒に包まれし、無慮の功徳思ひなば
適度に精げ洗はずに、米を用ふる術を知り
米乏しくば麦を食み、麦・粟・蕎麦・黍・稗に芋
食みて誇らむ諸共に、赤き血潮と硬き骨……

食養（八番）
一つの食に偏るな、老と若きは差別あり
骨・皮・生物合せ摂り、無機質・ビタミン事欠かず
飽くを求むな胃袋は、日常の習慣第一ぞ
嗜好と咀嚼に心せば、健康・長寿思ふ儘

（佐伯矩／作詞、楠美恩三郎／作曲、大正11年）

2　石塚左玄

わが国は１９９０年頃のバブルの時代に飽食の時代が訪れ、メタボリックシンドロームや生活習慣病が問題となった。江戸時代には様々な料理が花開き、それとともに養生法

表1　イネ由来の漢方生薬

生薬名	内容	適応
うるち米	外皮を取った果実	小児や高齢者、病後消化機能低下、熱中症の脱水、慢性咳嗽
もち米		虚弱な妊婦の胎動不安
陳倉米	長期保存で赤色変化した梗米	消化機能の著明な低下
膠飴（コウイ）	大麦芽汁と合わせて発酵糖化させた水飴	中長期の体質改善、消化器、呼吸機能を高める
穀芽	発芽した梗米	穀物の消化を助ける
稲根	稲のひげ根	止汗作用

も色々出てきた。貝原益軒の『養生訓』は現代に至るまで影響を及ぼしている。[2] 養生法には欲望の充足を制限して、心身の安定を重視する節制論的なものが多く、心の持ち方など、心の問題がかなり入っている。また団塊の世代が後期高齢者（75歳以上）になる「2025年問題」のことを考えると、医療費増や介護保険料の高騰の予防に皆が養生を考えねば危機的状況になるだろう。

日本の明治時代の大きな課題は脚気の克服であった。[3] 脚気をめぐる近代医学の混迷を背景として、陸軍の薬剤監だった石塚左玄は、栄養素を分析するという西洋的な自然科学の方法と、伝統的な養生論的な方法を折衷させた。玄米菜食による食事療法だけでほとんどあらゆる種類の病気を治療し、石塚左玄は幼少期からの慢性腎不全にもかかわらず58歳まで生きることができた。

石塚左玄は「夫婦アルカリ」という概念を作り、食物こそ人生の核心にかかるものとして食養生の観点から栄養を説いた。彼は『通俗食物養生法』を１８９８（明治31）年に著述し、そのなかで「今日、學童を持つ人は、徳育も智育も体育もすべて食育にあると認識すべき」と表現し「食育」という単語を造語した。粳米《こうべい》としても知られる玄米は、伝統的な漢方医学の重要な構成要素である。その薬理学的特性には、栄養効果と抗炎症効果による「気と脾臓」の強化が含まれる。粳米の有効成分は、ビタミンＥ、Ｂ１、Ｂ２、デンプン、γオリザノールなどである[4]（表１参照）。

３　マクロビオティックの開祖：桜沢如一《ゆきかず》

石塚左玄の運動は１９２０年代の後半に桜沢如一に引き継がれた。桜沢如一の食養会の活動は知っておく必要がある。彼は日本人には珍しい国際人であった[5]。パリに長く滞在し、アフリカ、ヨーロッパなどを旅して食と平和を説いた。

桜沢は「身土不二の原則」「無双原理」を食養の基礎とした。

この特有の人生観・世界観は現代でも応用されており、恐怖や葛藤といった心の不安を敢えて受け入れて、「今」に集中させるという森田療法にもつながり、精神病の治療効果をあげている。

桜沢はフランスで「正食（マクロビオティック）」の運動をすすめ、久司道夫は米国でマクロビオティック運動を広げた。マクロビオティックの思想は日本発のものである。

現在も東京の日本ＣＩ協会、大阪の正食協会は桜沢の伝統を継いで活躍している。

4　二木謙三と二木式健康法

石塚左玄と二木謙三医師は、１００年前に健康と断食を組み合わせた玄米ダイエットを提案した。昭和初期以降、二木謙三は玄米を「完全食」と呼び、健康のために玄米食を普及することに努めた。[6] １９４３（昭和18）年頃には、大日本玄米食連盟があり、１万人以上が加盟していた。

二木自身は48歳の頃（１９２１年）より、１日１食玄米、塩なし、油なし、火食なし、動物不要の食事を実行し、これでいけるという実感をもてたのであろう。伝染病を研究し、また食養生に加えて腹式呼吸法などを取り入れた「二木式健康法」を提唱した。[6]

食事法としては石塚左玄伝来の玄米菜食による完全食、動物は少なくし、野菜は２分間煮るという方法で食べることを提唱していた。塩は用いない、とする点が桜沢とは異なるが、これは左玄と同じく二木も腎臓を患っていたからであろう。

二木は矢継ぎ早に、１９３２（昭和７）年に『完全営養と玄米食』、同年『完全にして正しき食物』、１９３４（昭和９）年『なぜ玄米でなければならぬか・栄養上経済上より見たる玄米白米等の比較優劣図表並に其の解説』（すべて大日本養正会より刊行）などを上梓し、「玄米＝二十徳」を唱えて普及を図った。

5 玄米と健康 GENKIスタディ

玄米食は健康に良い、と思われていても、しっかりした疫学的研究でエビデンスにできる研究は少ない。私たちは全国でいくつかのコホート研究をおこなってきたが、最初のアンケートでコメの種類までは聞いておらず、玄米の効果を分析できなかった。また細かく聞いた佐久の研究では、玄米食者は全体の1％もいなく、これも数が足りなくて分析できなかった。そこで玄米食を通常食べている正食協会、日本ＣＩ協会、日本総合医学会、アルソア慧央グループのマクロビオティックを実行している集団に疫学調査に参加することを呼びかけ、１０００人強の参加者を募集することができた。[7]

ＧＥＮＫＩスタディにおいては、約60％の人が玄米食者であった。

ＧＥＮＫＩスタディ①は１２２３人、ＧＥＮＫＩスタディ②は５５００人のコホート研究であるが、生活習慣等に加えて食生活では米に関して詳しく聞いた。[7] 白米を食べている人は肥満が多く、玄米を食べる人は男女ともにどの年齢層でも適正なＢＭＩを示した。

普段食べている主食の米の種類を複数回答で聞いてみると、「精白米５２８人」「分搗米２４７人」「胚芽米48人」「玄米６３９人」「十六穀米68人」であった。普段よく食べる米に、麦、粟などの雑穀、小豆などを混ぜる人は白米食の人に比べて20倍前後もあった。白米食者と玄米食者20歳時の体重を男女別にみたものでは、白米食者の男性は62・6キログラム、玄米食者の男性は60・7キログラムで差があまりない。それぞれ20歳の頃の体重と比較して、現在の体重の増減を聞いたところ、玄米食者は２～３００グラム減っていて、ほぼ20歳時の体重を維持していることが判かったが、白米食者は肥満になるものが多く、白米食以外の者に比べてそのリスクは3倍以上であった。

もっとも、玄米食者は日本食を好み、おかずも伝統的な野菜を摂り、肉、乳製品、西洋料理を避けるという食生活なので、食生活全体が影響している可能性はある。

宮沢賢治の『雨ニモマケズ』には、「一日に玄米四合と味噌と少しの野菜を食べ……ほめられもせず苦にもされずそういうものに私はなりたい」とある。重労働をこなしていた時代には、米を大量に食べてカロリー源とするのみならず、タンパク質も米から摂取していた。人間にとっての必須アミノ酸がバランス良く含まれ、米はタンパク質の補給源としても秀れた食品であり、米のみで人体を維持するに十分なカロリーとタンパク質は得られるのである（図1参照）。アミノ酸で少ないのはリジンのみであり、これは大豆製品と組

図１　宮沢賢治の食事内容

	食品名	重量(g)	エネルギー(kcal)	水分(g)	たんぱく質(g)	脂質(g)	炭水化物(g)	灰分(g)
600g=4合	こめ・玄米	600	2100	93	40.8	16.2	442.8	7.2
少しの味噌	米味噌・淡色辛味噌	21	40.3	9.5	2.6	1.3	4.6	3.0
少しの野菜	かぶ・葉・生	10	2	9.2	0.2	0.01	0.4	0.14
少しの野菜	さつまいも・塊根・生	20	26.4	13.2	0.2	0.04	6.3	0.2
少しの野菜	たまねぎ・りん茎・生	20	26.4	17.9	0.2	0.02	1.8	0.08
漬物	梅干し・塩漬	10	3.7	6.5	0.09	0.02	1.1	2.3
	一日摂取量（玄米）		2199	149.4	44.2	17.6	456.9	12.9

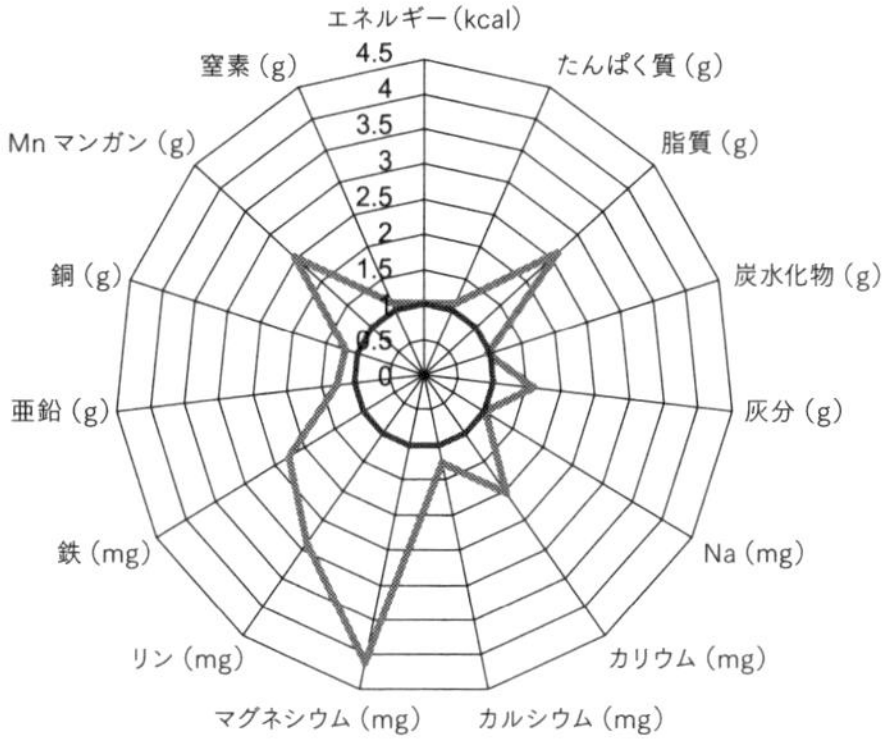

中央の円は厚生労働省の食事摂取基準を１としたもの、レーダーチャートは賢治食の摂取量。多くのビタミン、ミネラルが基準の数倍も摂れる。

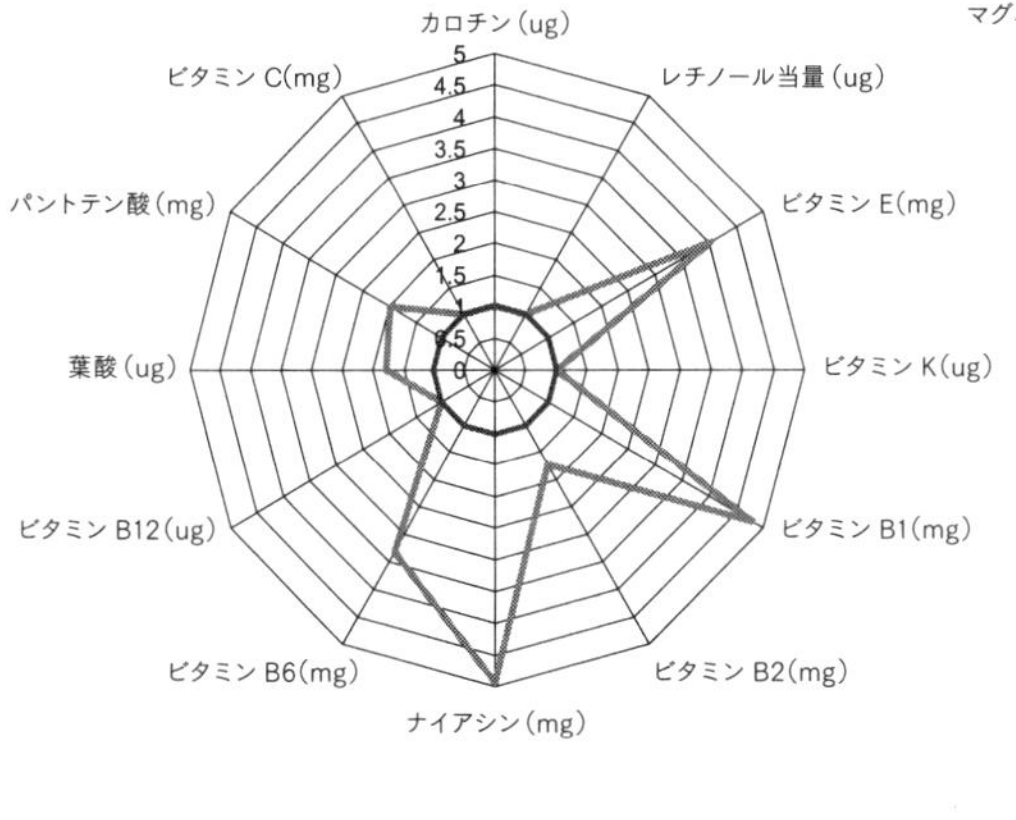

み合わせると解消される。

玄米食者は食材に多様性に富むこと、野菜は根菜のごぼう、れんこんが多く、レタス、アボカド、バナナ、メロンなど洋風野菜は少ない。また、小豆、豆乳、ごま、漬物、ナッツ、シイタケ、切り干し大根、昆布などの和風の野菜の摂取量が多かった。

一方、この結果は「ま（豆）ご（ごまや種実類）わ（ワカメ海藻類）や（野菜）さ（魚）しい（しいたけ・きのこ類）＝まごはやさしい」に一致するものであった。魚介類、肉、乳製品、砂糖も他の人より有意に多く摂らない。大豆たんぱく質や蜂蜜、ドレッシングも摂っていなかった。

日常生活において玄米食者は朝の目覚めがよく、健康法としては、瞑想、呼吸法、森林浴、音楽演奏などをしている人が多く、断食体験も多かった。しかし、定期的に健康診断を受けるかという項目には、主観的健康感の高い人は受けない傾向があり、自信過剰なところはいただけない。

最近の研究では、玄米には栄養素以外にも、生理機能にさまざまな影響をおよぼす物質が含まれていることが明らかにされている。もともと米糠にはビタミンやミネラルが豊富にあることが知られていたが、さらに長鎖脂肪酸やフェルラ酸、γオリザノール、ＧＡＢＡ、イノシトールなどさまざまな物質が含まれているので、玄米食の健康に及ぼす影響はきわめて大きい[8,9]。

マクロビオティックでは玄米は完全食と言われ、「玄米と塩だけで必要な栄養をまかなうことも不可能ではない」と主張する。マクロビオティックの食事はマイナス3から7号食まであり、7号食は玄米とごま塩のみで1週間過ごすようになっている。

正食協会で56人強が玄米とごま塩のみの7号食にチャレンジしたが、3日目くらいに疲労感や頭痛を感じる者がいるが、5日目くらいには爽快になり、身も軽くなるものが多かった。便秘は解消し、皆数キログラム減量し、肌つやの良くなる者も多かった。

6 MAFFスタデイ

玄米おむすび健康調査プロジェクト

2019年からコロナウイルス感染が世界を襲ったが、日本や東洋はコロナによる死亡者が欧米諸国より少なかった。その理由をFactor Xと名付けられたが、私たちはそれは米食によるものと考え、「コメ食う国はコロナが少ない」と提唱した。[10]

そのメカニズムを証明したいと思い、私たちは２０２０年に、農林水産省職員から30人のボランティアを募り、玄米おむすびに関するパイロット研究を実施した。３ヶ月間、月曜日から金曜日までの昼食を玄米おむすびにする介入研究であったが、参加者の約半数は体重が減少し、排便と便の状態が大幅に改善した。腸内菌叢では放線菌が増加してプロテオバクテリアが減少し、短鎖脂肪酸は、酢酸、プロピオン酸が減少し、酪酸とイソ吉草酸はわずかに増加することを示した。筆者は、日本人にCOVID-19感染者を少なくするＦａｃｔｏｒＸは、腸管免疫を主とする自然免疫能とするとよく説明がつくと考えている（図2参照）。

図２　玄米おむすびによる腸管免疫安定化

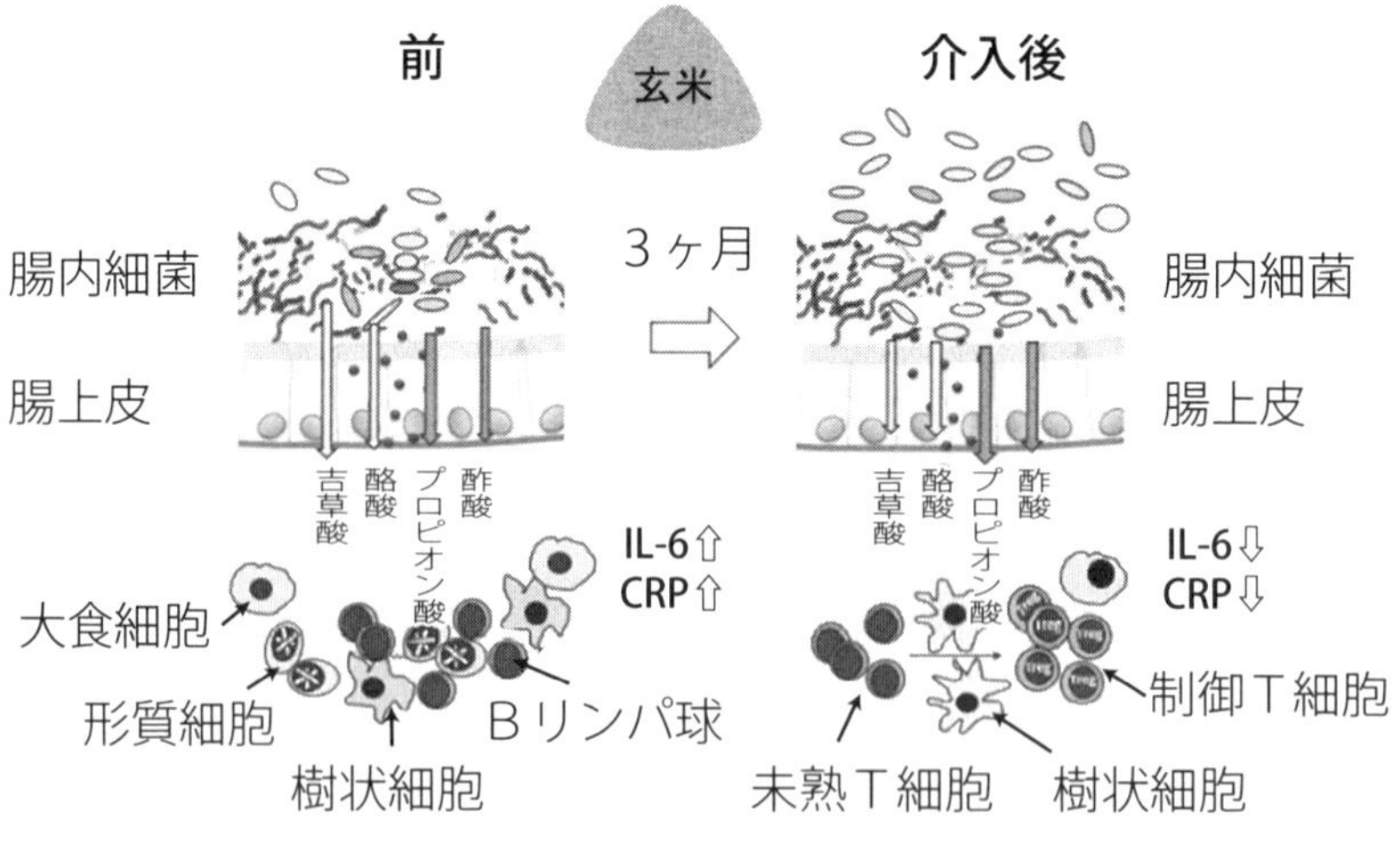

腸内細菌の変化→短鎖脂肪酸の変化→炎症抑制・免疫反応の安定化

腸内細菌との共生状態を考えねば人の健康問題は語れない（図3参照）。腸内細菌の産生する短鎖脂肪酸は、さまざまなレセプターに結合してネットワークを作って、腸脳連関、腸腎連関などに働いている。玄米の摂取によって、腸内環境の改善、肥満解消、血圧降下、糖尿病予防、腎機能保全、認知症予防などの効果が解明されている。[11]

1990（平成2）年前後から、「全粒穀物が健康に貢献する」という科学的な根拠が蓄積されてきたため、国際的に精白しない穀物を食べようという運動が展開されている。[12] 国の食生活指針で、健康の維持のために、精白されていない玄米のような全粒穀物がもっと推奨されるのが望ましい。

図3　ウイルス粒子のACEレセプターへの結合を機械的に阻止

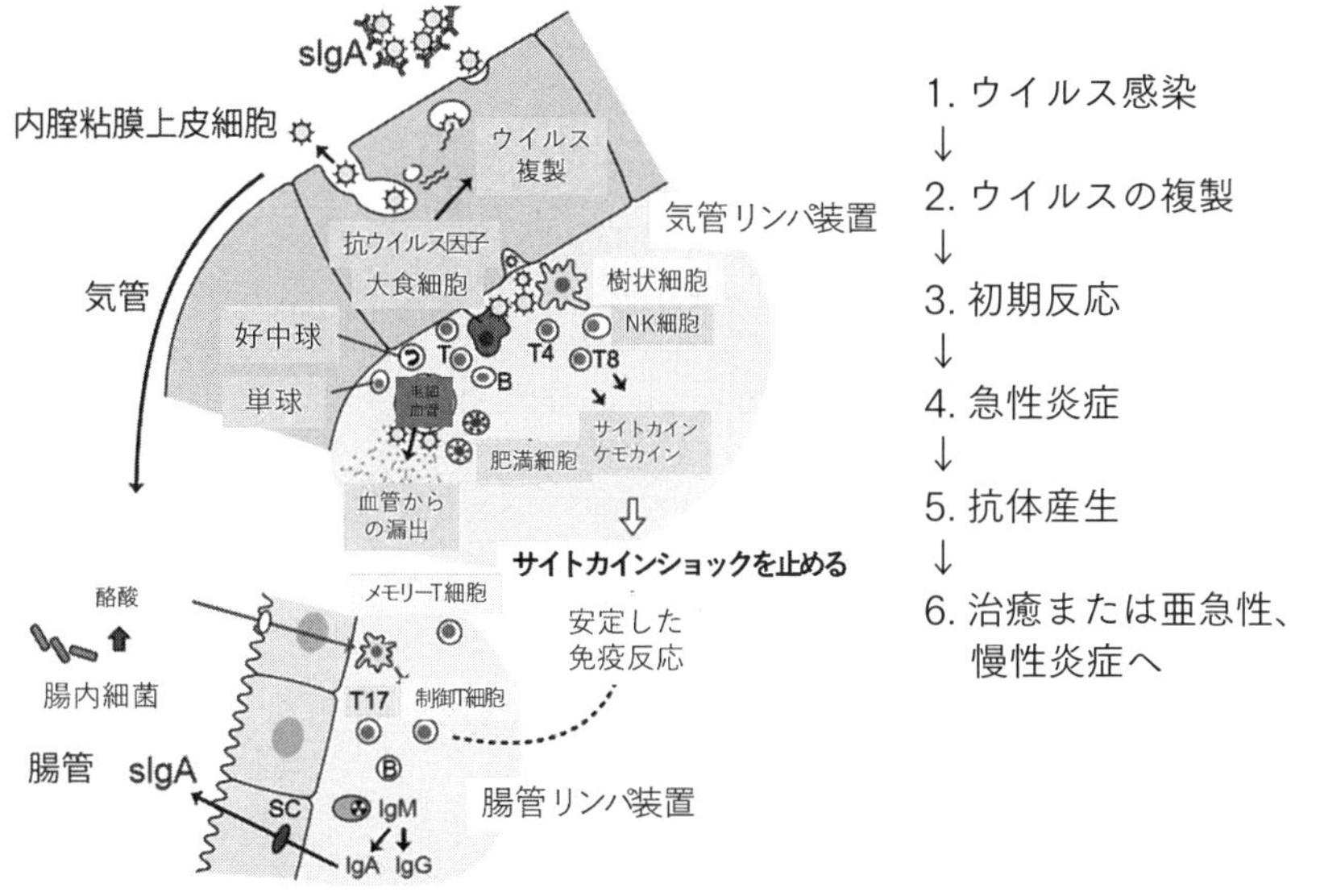

GENMAI EVIDENCE

02

玄米のおいしさ

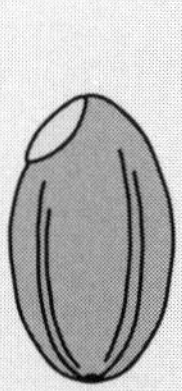

1　玄米とは

健康に良いから、と玄米を薦めると、「まずいから」とか「硬いから」と敬遠されることが多い。メディカルライス協会を作ったときに「玄米のおいしさとは何だろう」と疑問をもったが当時、科学的な説明はなされていなかった。

植物学的に玄米とは、イネの果実である籾《もみ》から籾殻を除去した状態の、精白されていない状態の米をいう。「玄米及び精米品質基準」では「籾から、籾殻を取り除いて調製したもの」と定義されている。白米は毎年1等米、2等米、3等米と分ける規格があるが、この規格は白米の原料としての玄米であり、玄米食用としての公的規格や業界団体の規格はない。籾の表面はさまざまな胞子や細菌で汚染されているので保管状態や、脱籾の方法も大事だ。

うるち米ともち米は、粘性の強さによって区別されている。[13] もちはうるちよりも粘性が高い。うるち米デンプン中にはアミロース約20％とアミロペクチン約80％が含まれる。アミロースは糖の連結が直鎖で分子量が小さく、熱水に溶ける。アミロペクチンは糖鎖の

図４　精白米の栄養素損失

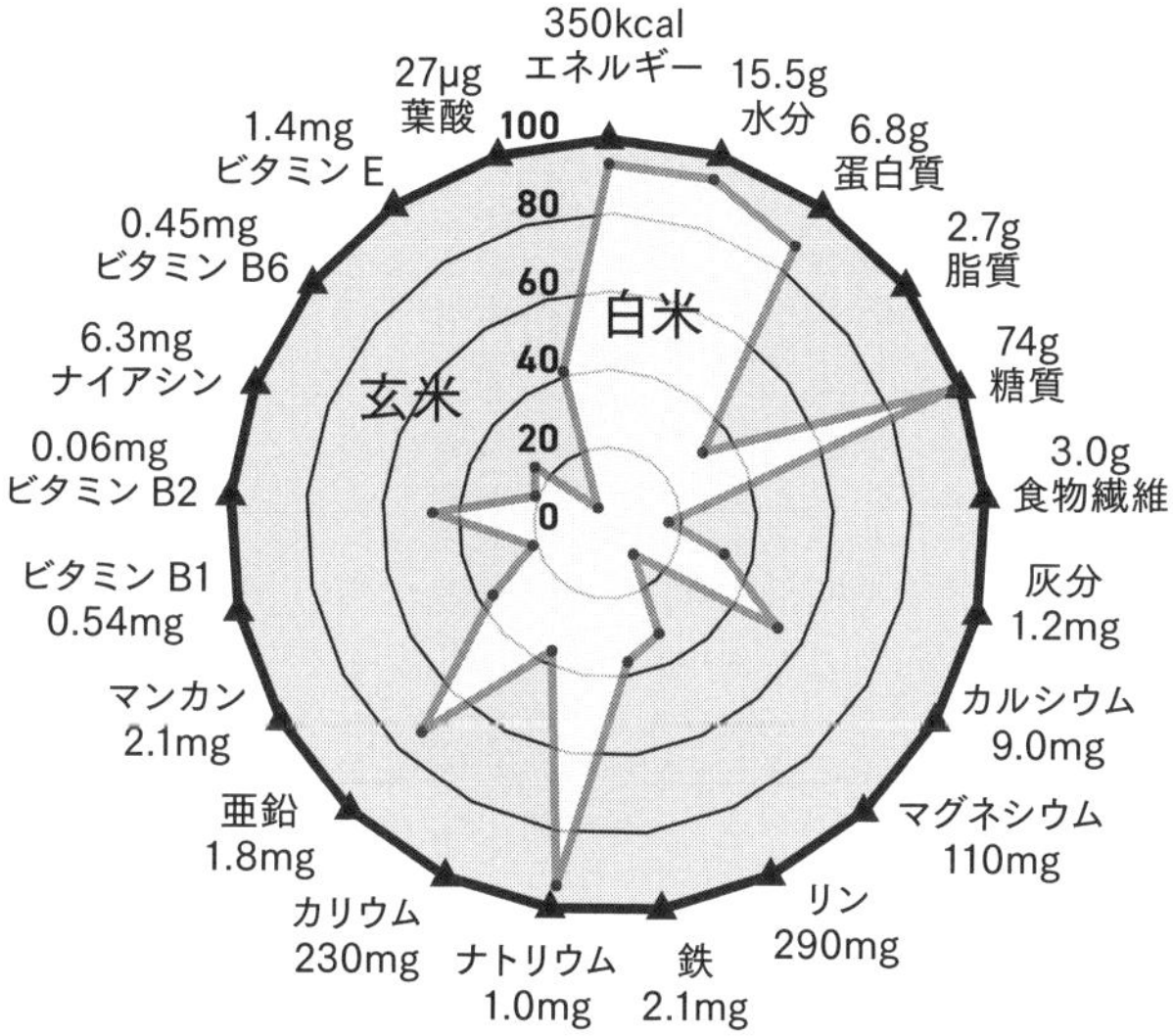

つながりに枝分かれがあり分子量も大きく、熱水に溶けない。アミロースは米を固くし、乾燥性を有し、アミロペクチンは米に粘性を生み出す。もちは、うるちの突然変異種と考えられ、１００％アミロペクチンである。アミロペクチンは吸水にはうるち米より時間がかかるものの、水分を一旦含むと膨張性があり、そのため腹もちがよい。玄米はその胚乳部分を糠層が包んでいる。種子が発芽して成長するためのすべての栄養素は糠層の亜胡粉層に含まれる（図４参照）。

2　玄米食味コンテスト

いろいろ調べてみても、いままでに玄米のおいしさの基準が無かったので、メディカルライス協会では「玄米食味コンテスト」を3年前から開催している。[14] おいしさを突き止めるために考えられるすべての検査を行った。

炭水化物、タンパク質、脂質、ビタミン、ミネラル、脂肪酸、アミノ酸、γオリザノール、抗酸化能、ヒ素やカドミウムなど、あらゆるものを測るのに1検体25万円くらいかかったが、その一部を負担してもらうため参加費15万円を取って希望者を募った。応募者が集まるか心配したが、「我こそは」と米作りに励む小規模農家、1キロ3000円で売っているような契約栽培、直販農家の応募が50件以上あった。本選に残ったのは、ヒノヒカリ各2件、さわのはな、あきたこまち各3件、つがるロマン、コシヒカリ各6件、つ

写真1　メディカルライス協会が主催した「第１回 G-1 グランプリ」の模様

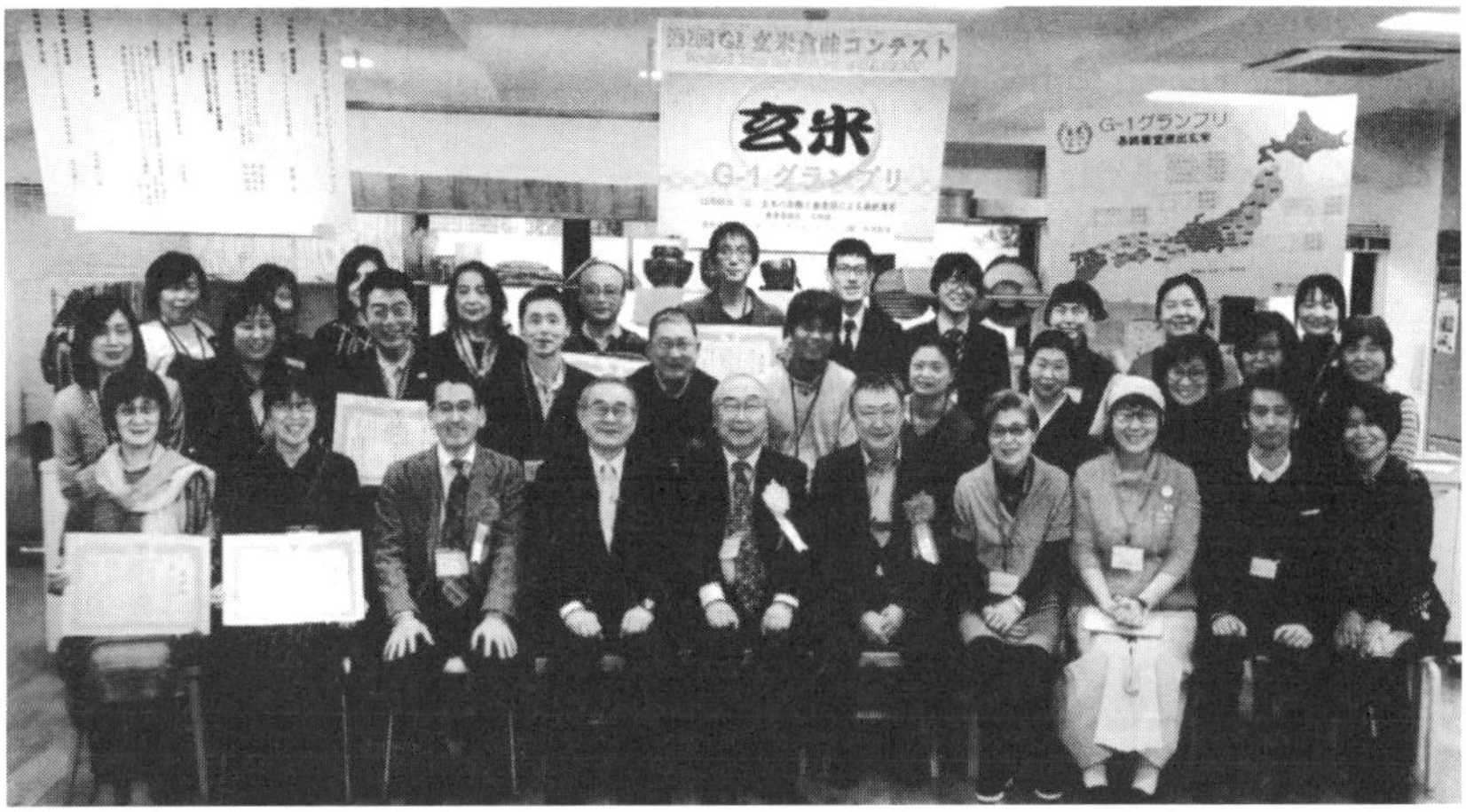

や姫、おぼろつき、なつほのかの9品種18件であった。皆、自分の作り方が最高だと思っているが、唯我独尊的なところもあり、おいしいと思う味覚は人によって違うので、皆が納得する審査を企画した。全国から無農薬栽培の玄米54件の応募があり、玄米食の専門家を交えた味覚の評価と、栄養素、機能性物質との関係を求めた。さらに会場に来ていた一般の人の採点も加味した。

味覚検査は新潟薬科大学の大坪研一教授を委員長に、リマクッキングスクールの先生や、食味の専門家数人でおこない、最終的に静岡の棚田の『きぬむすめ』がグランプリに輝いた。（写真1・図5参照）

2回目はさらに応募数が多くなったため、測定項目の標準化を図った。日本では

図５ 「G-1 グランプリ」の最終審査に進出した玄米たち

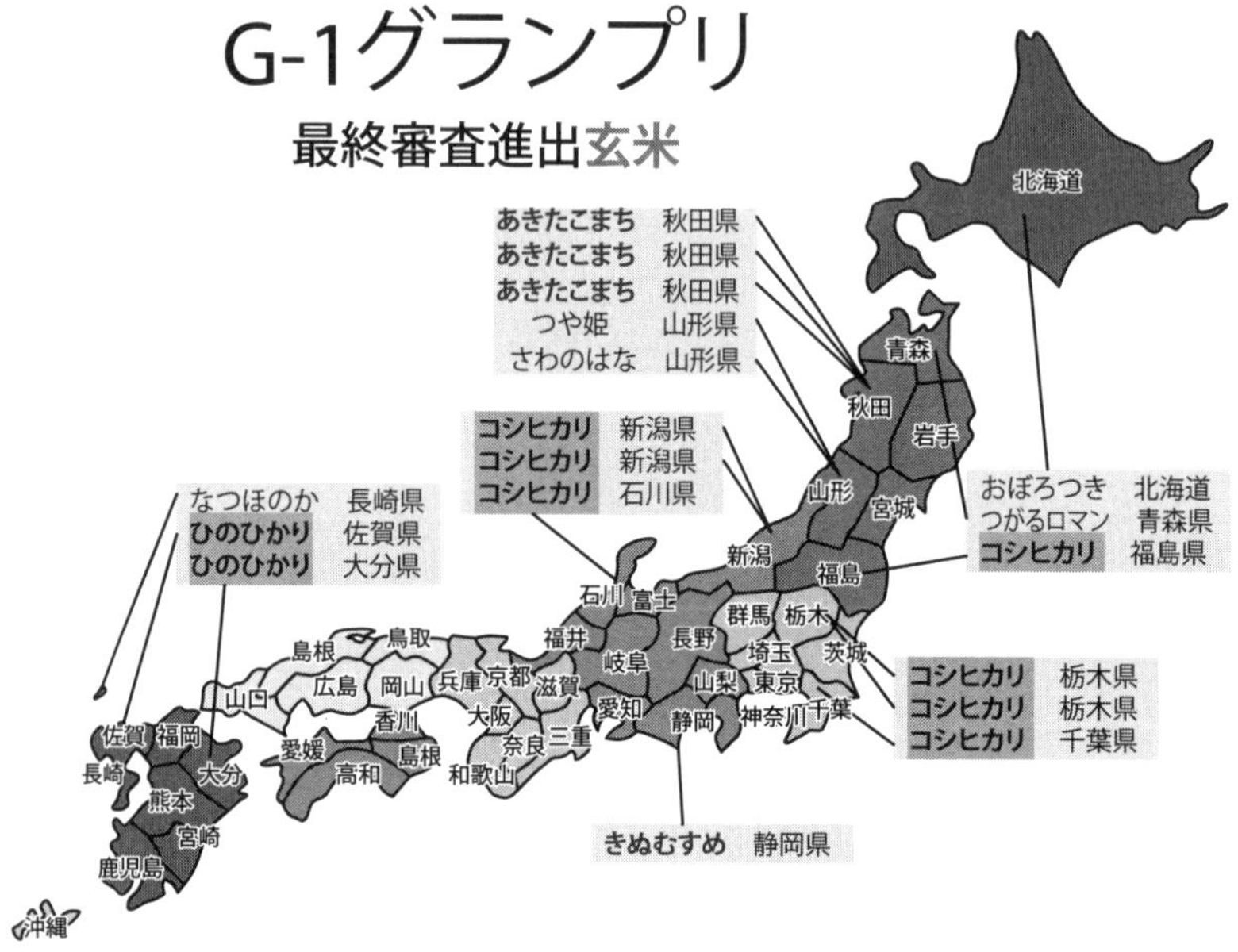

２００種以上の品種が育成されているが、栽培の容易さ、味覚のよさからコシヒカリが中心となって品種開発が行われていて、3回目の応募でもコシヒカリが18件と一番多かった（表2参照）。きぬむすめ、にこまる、熊さんの輝きは2件ずつ、各農家のこだわり栽培が1件ずつあった。

　新品種の育成でも、コシヒカリを軸に展開していて、各地域に適した熟期、多収性、良質・良食味を求めて品種の育成が行われている。しかし、評価は同じコシヒカリでも特A最優秀から優良にまでばらつきがあり、生育の環境や育て方が影響していることが判った。

測定項目は、土壌に関してはSOFIXシステムによって細菌総数・全炭素・全窒素などの測定、さらに腐植率は、日本ボーデン研究所による4項目測定、およびこれら測定結果から得られる5項目（C／NやCECなど）のデータを取得した。[15] 米粒についてはサタケの穀粒測定器、生化学的分析については穀物検定協会に依頼した。各項目を表に示す。（表3参照）

その結果、食味値80以上を特A最優秀米とすると玄米の水分は15％くらいで、アミロースは18〜19％、炊き上げた飯では水分60％前後、炭水化物は30％、たん白質は3グラム以下であった。地域に関しては北海道から熊本まで13県から応募があったが、特A優秀米の産地としては新潟、富山、福井など日本海側が多かった。おいしさに関係するものは土壌や気候など細かい生育環境が関係していると思われ、後述する。

表２ 「第３回　G-1 グランプリ」の入賞品種

特Ａ最優秀	特Ａ優秀	優良
コシヒカリ６件	コシヒカリ３件	コシヒカリ９件
きぬむすめ	にじのきらめき	きぬむすめ
にこまる	ゆうだい 21	にこまる
熊さんの輝き	いちほまれ	熊さんの輝き
ひのひかり		森のくまさん
あきさかり		朝日
あいちのしずく		風さやか
銀河のしずく		いちほまれ
龍の瞳		
ゆめいっぱい		
天のつぶ		
つや姫		

表３ 「G-1 グランプリ」の測定項目

	SOFIX	サタケ	ボーデン	穀物検定協会
地域	総菌体数	籾色	ミネラル、鉄分	たん白質
種	総炭素量	整粒	蛋白含量	カリウム
	総窒素量	完全粒率	水分	リン
	C/N 比	千粒重	アミロース	γオリザノール
	腐植率	粒厚	脂肪酸度	食物繊維
	C・E・C	着色粒	食味値	脂質
	N	死米		炭水化物
	C	胴割粒		水分
	C/N 比	砕粒		灰分
		白未熟粒		
		その他未熟粒		
		その他被害粒		
		粒厚		

3　玄米の炊き方

米を甑《こしき》に入れ蒸した飯は、ねばりがなく固い。古代米は蒸す方が一般的で、蒸したものを「飯《いい》」、水を加えて炊いたものを「かゆ」と言った。平安時代には蒸したものに「こわいい」という語が多く用いられるようになる。これに対し、かゆは水分の多いものを「汁かゆ」、現在の普通の飯に当たるものを「かたかゆ」と呼ぶようになり、後者を「弱飯《よわいい》」或いは「姫飯《ひめいい》」とも言った。中世から近世にかけて炊いたものが一般化するに従って、「こわいい」は主にもち米を蒸したものを指すようになり、「こわめし」とも言うようになった。

玄米は不味いとか硬いとか、食べず嫌いな人が多い。玄米を炊くと、胚乳が膨らみ、糠層は膨らまないので破れる。圧力釜で炊けば、食感も良く、日本人好みの粘りがあるように炊ける。栄養成分も味の成分も多く味わいが豊かで、食感もしっかりとした歯ざわりをもち、百回噛むと甘みがでてきて、白米の米飯にはないおいしさがある。

玄米は白米に比べて、とてもデリケートであるから、炊き方も繊細さが要求される。米を観察し、蒸気を観察し、湯気を観察し、火加減を強火から弱火に変え、あとは赤子を包み込むように優しく保温する。しばらく保温して蓋をとればカニ穴の空いたおいしい玄米が炊きあがる。「氣」が整っていない日は、意識して炊飯前に気持ちを切り替えよう、という人もいる。

一晩水に浸けて吸水させて、普通の炊飯器で炊いた場合にはボソボソとした硬い食感になりやすい。玄米2合に水2合、それにお湯を2合加えて50～60度の水温にして吸水させると良い。一晩おいて水切りし、2合半の水を加えて火にかけ、しゅんしゅんと湯気がでてきたらさらに1、2分ぐらぐら状態を保ち、弱火にして15～20 分炊く。硬かったら水を増やすと食感は改善する。玄米ご飯の「プチプチ感」は玄米の持つおいしさを最大限に引き出す炊き方ともいえる。

硬い炊き上がりの時は、往々にしてアルファ化が充分にされていない場合が多い。「もっちり」も「ふっくら」もおいしさにつながるが、しっかりアルファ化がされている上で、玄米の持つ弾力性を失っていない状態が理想。玄米の皮と胚乳（でんぷん質の部分）が分離していない状態。これが「プチプチ」につながる。

コメは稲の胚を守るために籾殻で覆われている。籾をはがすと玄米になるが、玄米には

写真２　玄米の発芽６日目の様子

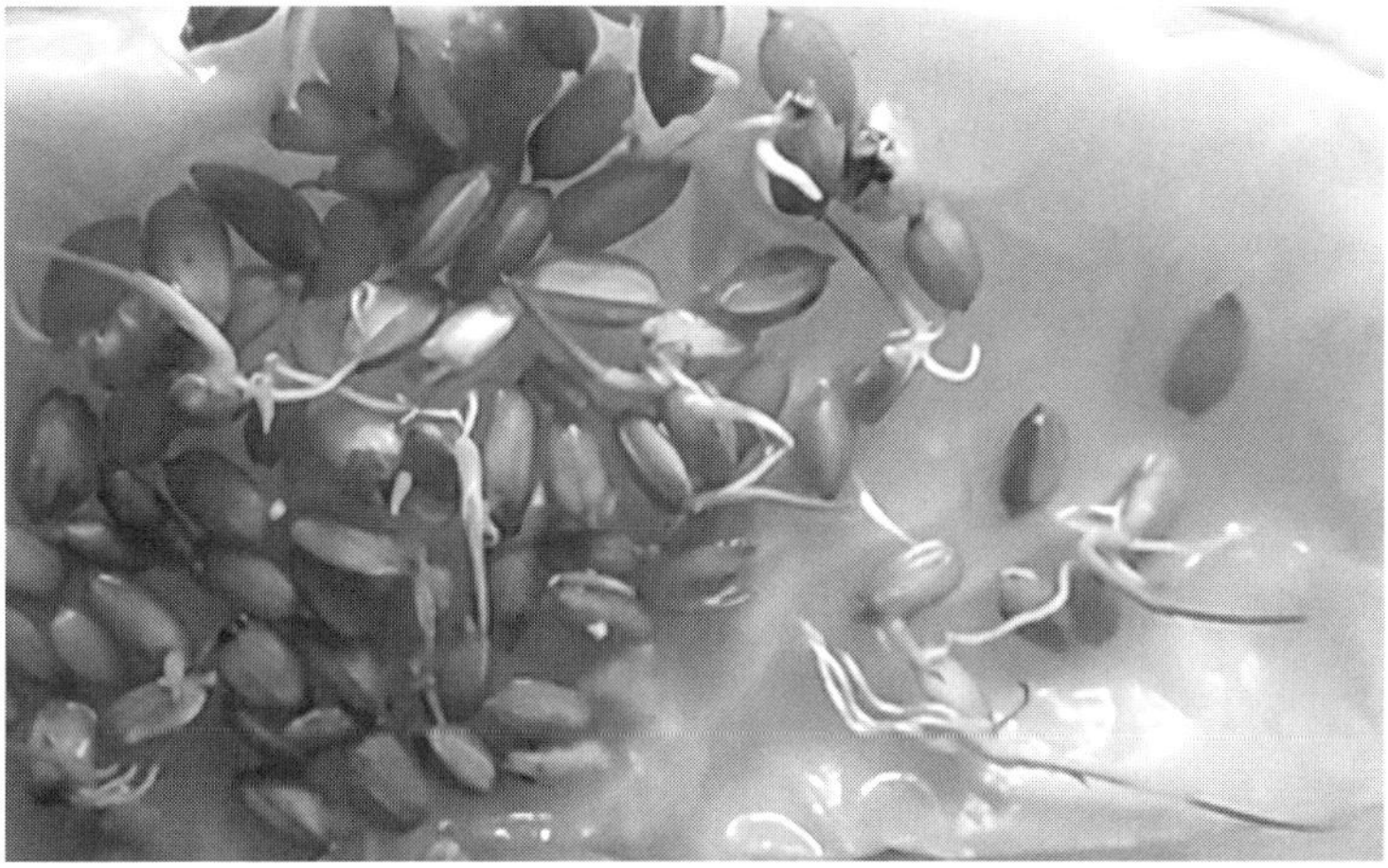

発芽力がある。（写真2参照）
玄米の表面は撥水性の薄いワックス層で覆われている。このロウ層があると普通の炊飯では湯が浸透しないのでふっくらとせず、硬くて消化されにくい飯になる。それが玄米の不人気になる原因であった。古代人が杵と臼で仕上げた玄米は大半が3分搗き程度の分搗き米だったと思われる。
最近は白米と精米は同意語的に使われるが、小学館の大辞泉では「精米は玄米をついて外皮をとりのぞき白くすること」「白米とは玄米をついて糠や胚芽を取り除いたコメ」として区別している。
近年の健康ブームにのって玄米の消費も増えているが、玄米は栽培条件によって品質の差が大きい。表面の蒸気処理、ワックス層の除去などいくつかの前処理によって炊飯しやすくした玄米が製造されている。一方、電気釜や 加圧鍋など、調理器具の改善によって炊飯を容易にしたものも出回ってきた。[16][17]

4 パック飯の利点と玄米の多様な食べられ方

保存を兼ねたコメとして、1972年に冷凍米飯、73年にレトルト赤飯、75年にレトルト白飯が開発され、その他にも昔からの缶詰米飯やチルド米飯など、主食であるごはんも70年代には簡便保存食としてのマーケットができてきた。その後、電子レンジ食品ブームが起き、ケーキやパスタなどに続き電子レンジ仕様のレトルト米飯が発売された。[18]（写真3参照）

無菌包装米飯としては1988年4月、新潟県の佐藤食品工業（現サトウ食品）が「白飯・サトウのごはん」（こしひかり100％、レンジで2分）を発売、94年には、同社は御釜炊飯に加え、脱酸素機能をもった容器の使用による製法を開発した。同じく新潟県の越後製菓は２０００年に超高圧処理＋高温炊飯による製法を開発導入し、無菌包装米飯市場に再参入した。

パック飯を無菌化するには、ｐＨ４・８以下であれば毒素は産生しない。食味については、ｐＨ調整剤としてグルコン酸を使用すれば、ほとんど酸味を感じることもない。逆にこの処理のおかげで、米飯の白度が増し美味しそうに見えることも判明した。その後、難しかったｐＨ調整の安定化技術が開発され、無事に製品化された。現在上市されているｐＨ調整されたタイプの無菌包装米飯では、ほとんどの場合グルコン酸が使用されている。

パック飯は60％が水なので、日本のおいしい水が味をささえている。日本の無菌包装米飯技術は、今や世界中の人々に簡便な米飯製品を届け、世界中で「簡便においしいご飯」が食べられるようになった。

白米ではブランド化を狙った製品が増えている。１パック１００～２００円といった手軽さが受けて市場は拡大。白米のみならず玄米のパック飯も販売されるようになった。

高齢者の増大と集団給食からの個別化に役立つパック飯、機能性玄米は世界中の未病者や健常者相手に普及拡大する時代に入った。[17]

写真３　現在では製品として定着したパック飯

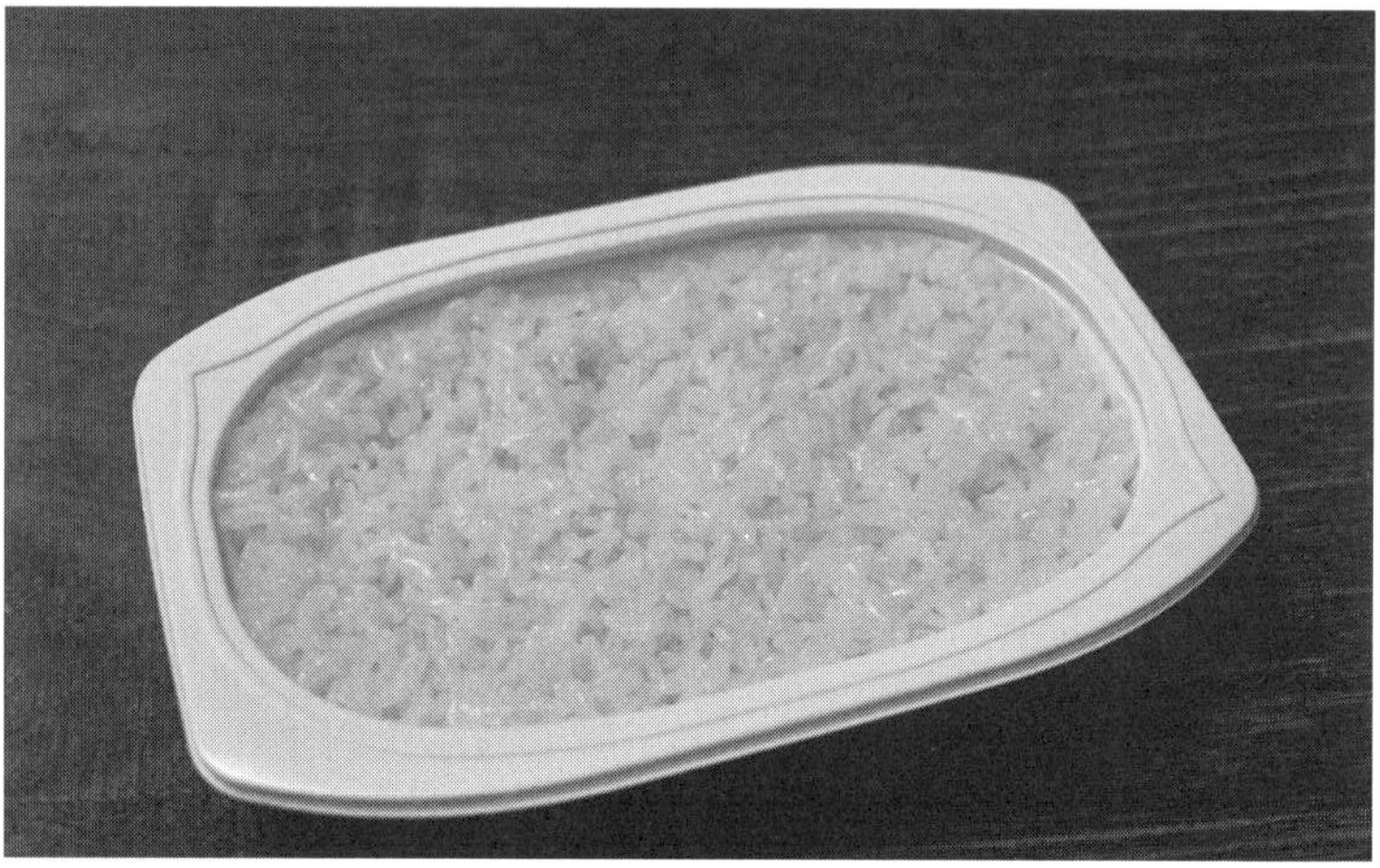

玄米用の炊飯器でおいしく炊けるようになったが、各自工夫して好みの玄米を炊く楽しみがある。水分の浸透を妨げる蝋層を除去した『ロウカット玄米』や、『金のいぶき』のように玄米食を前提とした品種も開発されている。多めに炊いておむすびにしてラップに包んで冷凍庫に保存、食べるたびに電子レンジで温めればいつもおいしく食べられる。

玄米は小豆やトウモロコシを混ぜて炊くとおいしい風味が味わえる。いまや健康イメージも加わってジュネーブの一流レストランでパエリアを注文したら、「白米にしますか？玄米にしますか？」と尋ねられた。案外、西洋人の方がこだわりなく、玄米を食べはじめている。

ベジタリアン系のレストランでは玄米寿司

などにも取り組んでいる。学校給食で玄米をだすところも現れた。保育園、幼稚園で玄米給食を食べたこどもは小学校にあがるとＩＱが高いという報告もある。

GENMAI EVIDENCE

03

おいしい玄米を育てる

1　米作り

この章では、標準的な米作りを解説するが、6章で述べているように、工夫して独特な作り方をしている農家もいる。

米作りには1年を通して注意深い作業が必要だ。(図6・図7参照) 最近は人手不足から直播なども試みられているが、手作りのおいしい米を作るには苗作りからはじまる。[19,20] 以前は圃場《ほじょう》で成苗になるまで育てて手植えしていたが、田植え機の普及により育苗箱を用いる方法にかわってきた。籾は購入したり、自家でとった種子を塩水選別して不良籾を除き、比重の重い籾を用いる。うるちの場合は比重1.13、もち米の場合は1.08程度で沈むものを選ぶ。

健康な稲でおいしいお米を作るためには、多くの栄養が必要だ。稲を育ててコメを収穫した分だけ土壌に栄養分を戻してやらねばならない。11月〜3月の冬の間に、「堆肥《たいひ》」や稲の葉と茎を丈夫にし、根に活力を与えるために必要な成分を含んだ「土」に戻す。

図6　米作りの年間スケジュール　※地域の気候条件や品種によりスケジュールは異なります。

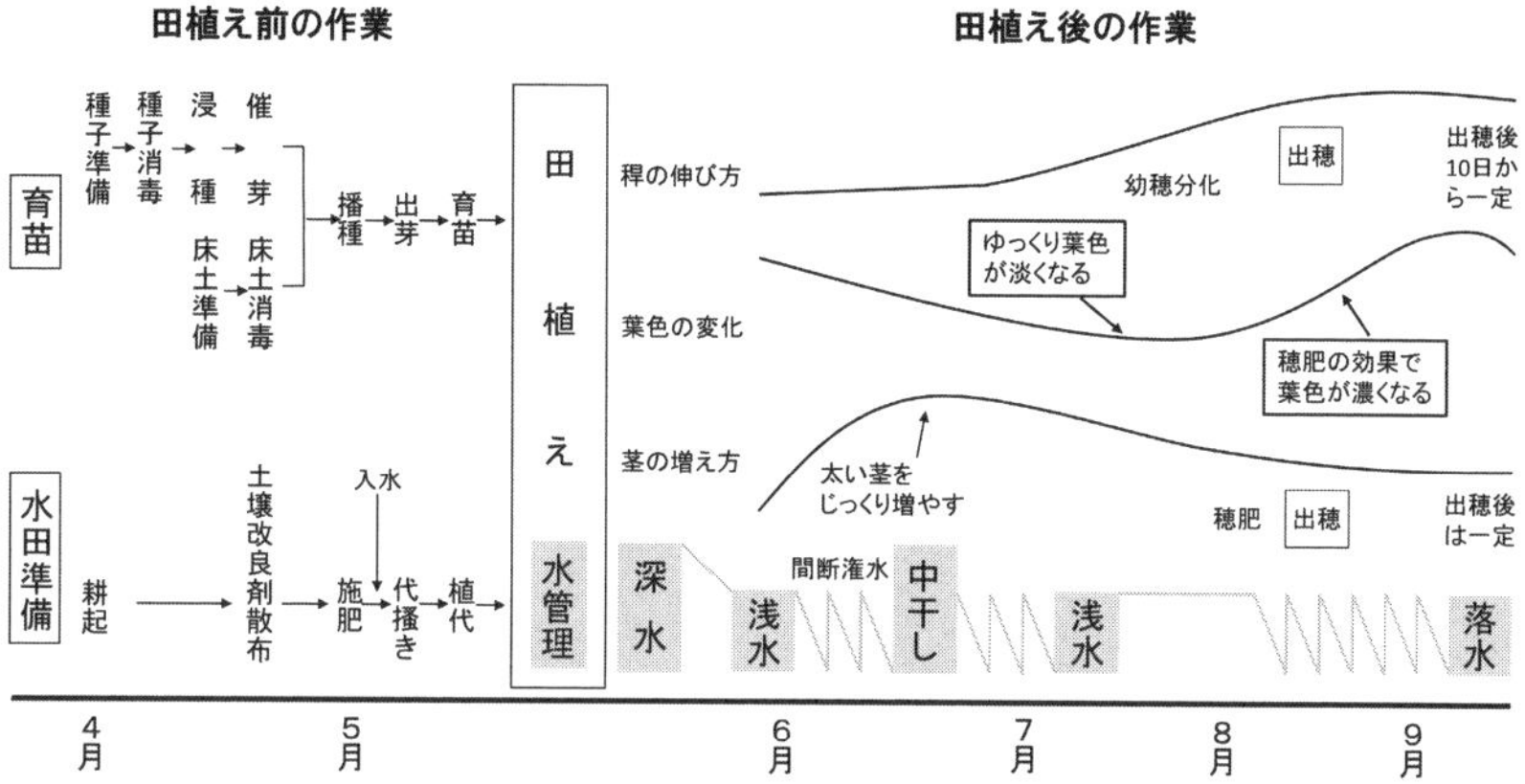

春、代掻《しろか》きに備えるために、水田を耕して、固まっている土を柔らかくする。

4月上旬、苗を作る場所は、以前は水田などの苗代がほとんどであったが、最近は苗を寒さから守るため、パイプハウスで育苗することが多くなった。

田植えをしたらすぐ根を張らすことができる丈夫な苗作りが大切となる。丈夫な苗に仕上げるためには、1枚の育苗箱に播く種籾の量を多くしすぎない。育苗期間の温度管理を適切にする（10℃〜25℃程度）。適切な水管理を行うことなどが必要だ。[19,20]

5月上旬、代掻きそして、田圃を平らにして水の深さを揃え、やわらかくして田植え作業がしやすいようにして、田植えを準備する。田植えの約3日前、肥料を播いた直後に水を

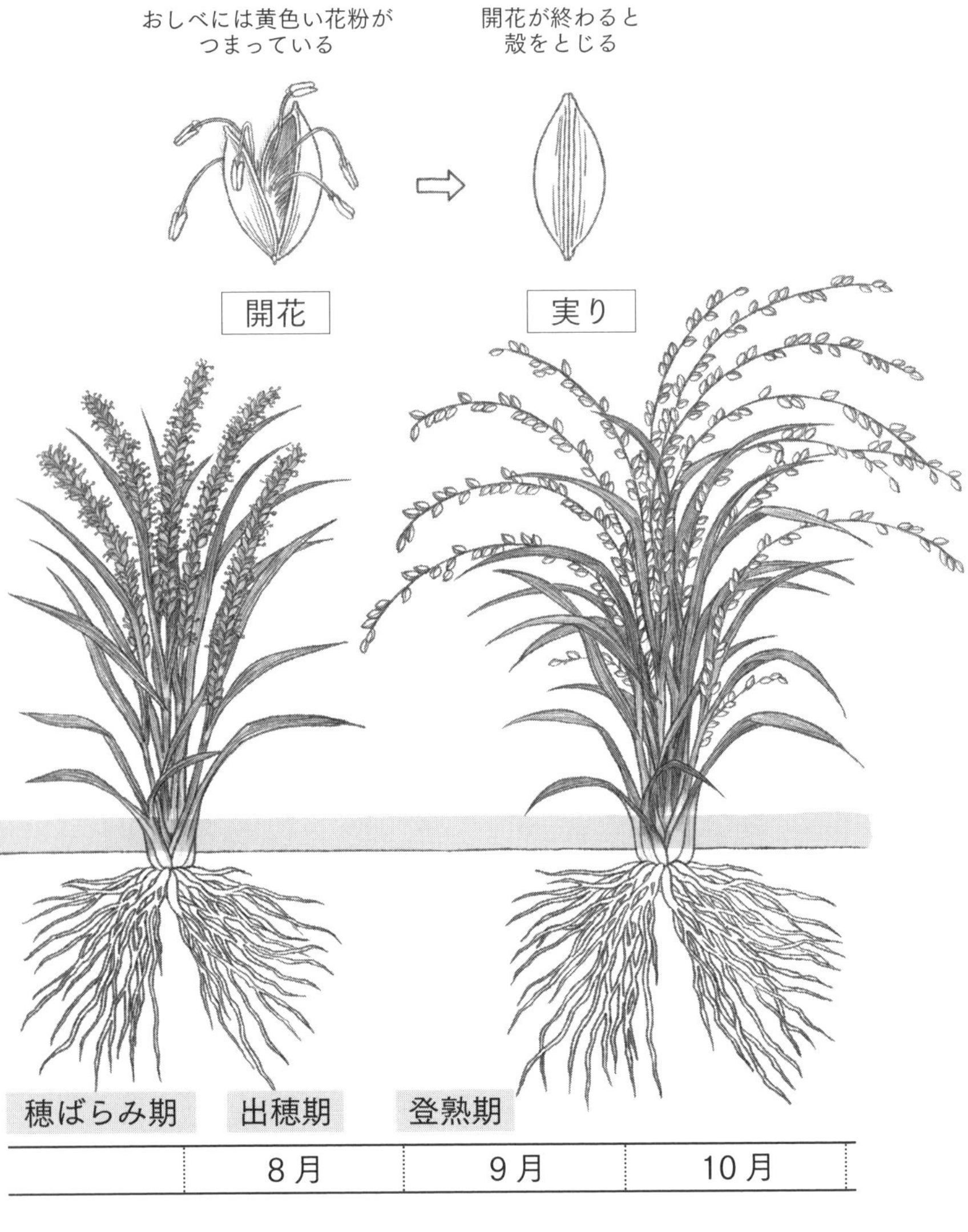
おしべには黄色い花粉が
つまっている
開花が終わると
殻をとじる
開花
実り
穂ばらみ期
出穂期
登熟期
8月
9月
10月

図 7　稲の成長

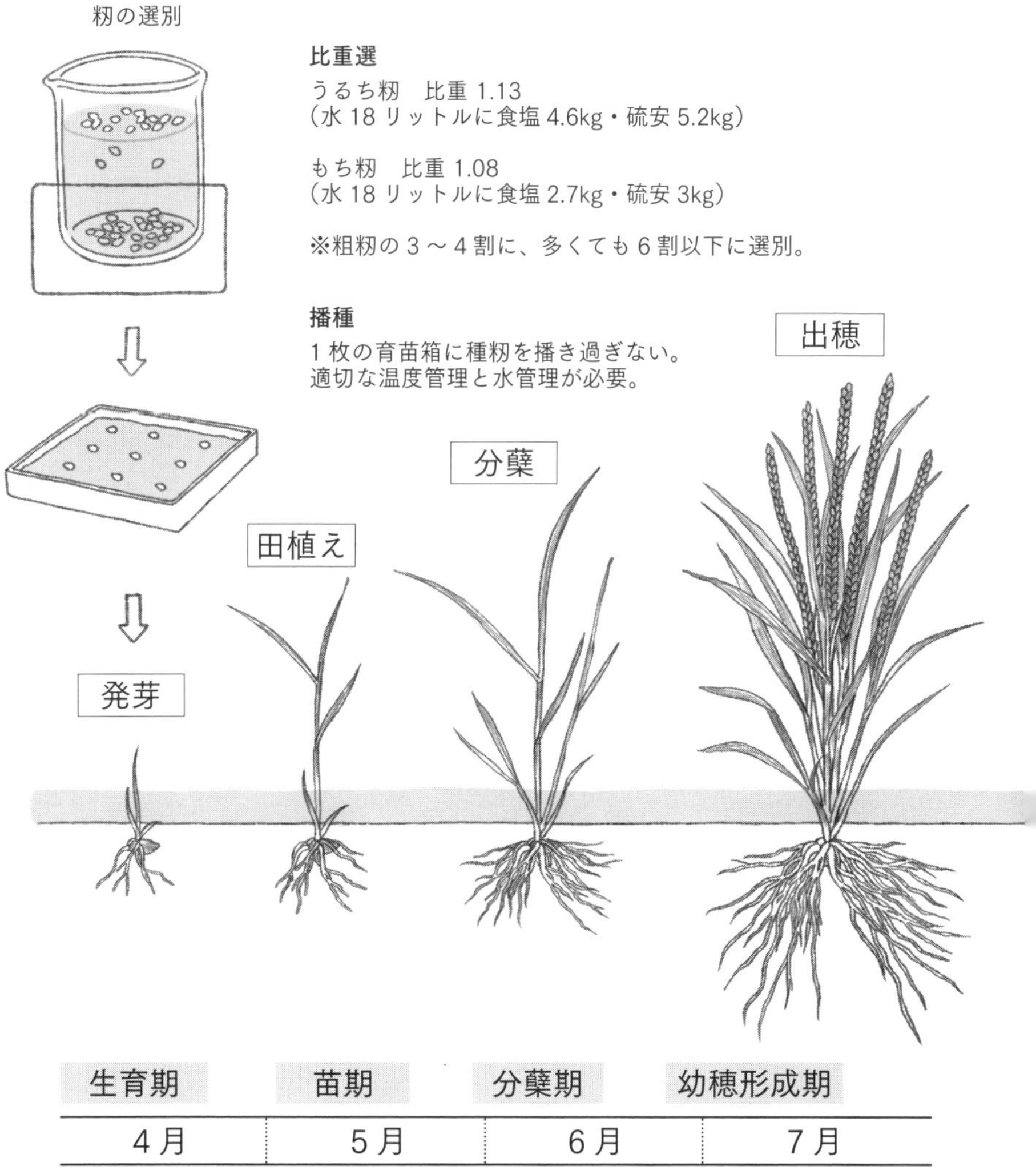
籾の選別
比重選
うるち籾　比重 1.13
（水 18 リットルに食塩 4.6kg・硫安 5.2kg）
もち籾　比重 1.08
（水 18 リットルに食塩 2.7kg・硫安 3kg）
※粗籾の 3 ～ 4 割に、多くても 6 割以下に選別。
播種
1 枚の育苗箱に種籾を播き過ぎない。
適切な温度管理と水管理が必要。
発芽
田植え
分蘖
出穂
生育期
苗期
分蘖期
幼穂形成期
4 月
5 月
6 月
7 月

はり、土のかたまりを砕いて、土をかき混ぜる。田植えのための耕起は春までに2、3回行うが、水はけが良くない水田では、地下水位が下がる春まで土を起こせない場合もある。また、積雪地域では融雪するまでは起こせない。

田植えは、長さ10～20センチに育った苗を、田植え機で植える。一般的な植え方は、条と条の間が30センチで、株と株の間は18センチ前後とする。1株に植える本数は4本前後で、深さは3センチ程度に機械で調節する。

一般的には、田植え後4、5週間で1本の苗に3、4本の分蘖《ぶんげつ》が発生、1株当たりの茎数が20本前後になり。これ以上の分蘖を発生させると過剰分蘖になる。実らない無効茎が多くなると1本1本の茎が細くなり、倒伏しやすくなったり穂が小さくなる。稲が順調に育つように、雑草を取り除く。

5月下旬、病気や害虫、雑草の被害から稲を守るため畦《あぜ》の草刈をする。

田植え後約1か月で必要な茎数が確保できたら、早めに水管理を間断灌水に切り替える。入水を止め、3、4日して田面の高い場所が乾いてきたら再び入水する灌水方法で、根に水と酸素を十分に供給できる最も好ましい水管理法で根圏が維持される。間断灌水に入ると葉色が淡くなり、分蘖の発生が抑制される。

稲の成長に合わせて田圃の水量を調節する。水がなくなると、稲がしおれてしまい、また、水が深すぎて水没すると呼吸ができなくなるので、3～5cm程度が適当である。

6月中旬、茎の増える時期が終わると10日間程度、水を抜き田圃を乾かす。これを「中干し」という。そうすることで、空気中の酸素を土の中に取り入れ、根を強くし、秋まで稲がすくすくと成長する。

8月上旬、出穂《しゅっすい》、開花、穂が出る。出穂するとすぐに籾が開いて、黄色い「おしべ」が顔を出す。これが、開花である。出穂すると、その日のうち、または翌日には開花し、受粉が行われる。（写真4参照）

9月下旬、稲が黄金色に実り、穂に実がぎっしりつまってその重さで垂れ下がってきたら、刈り取り真近となる。

10月上旬、収穫された籾には平均25％程度の水分が含まれているので、乾燥機に入れて16〜17％に乾燥させる。乾燥したら、お米を覆っている籾殻だけ、籾すり機で取り除いて、玄米にする。収穫から籾すりまではたいへんな作業になるので、刈り取ったお米を籾のまま、直接カントリーエレベーターに運び、乾燥・籾すりをカントリーエレベーターで行う農家が増えてきている。取り出した玄米は、粒の揃った大きいものだけを選んで、袋に詰

写真４　稲の開花と結実

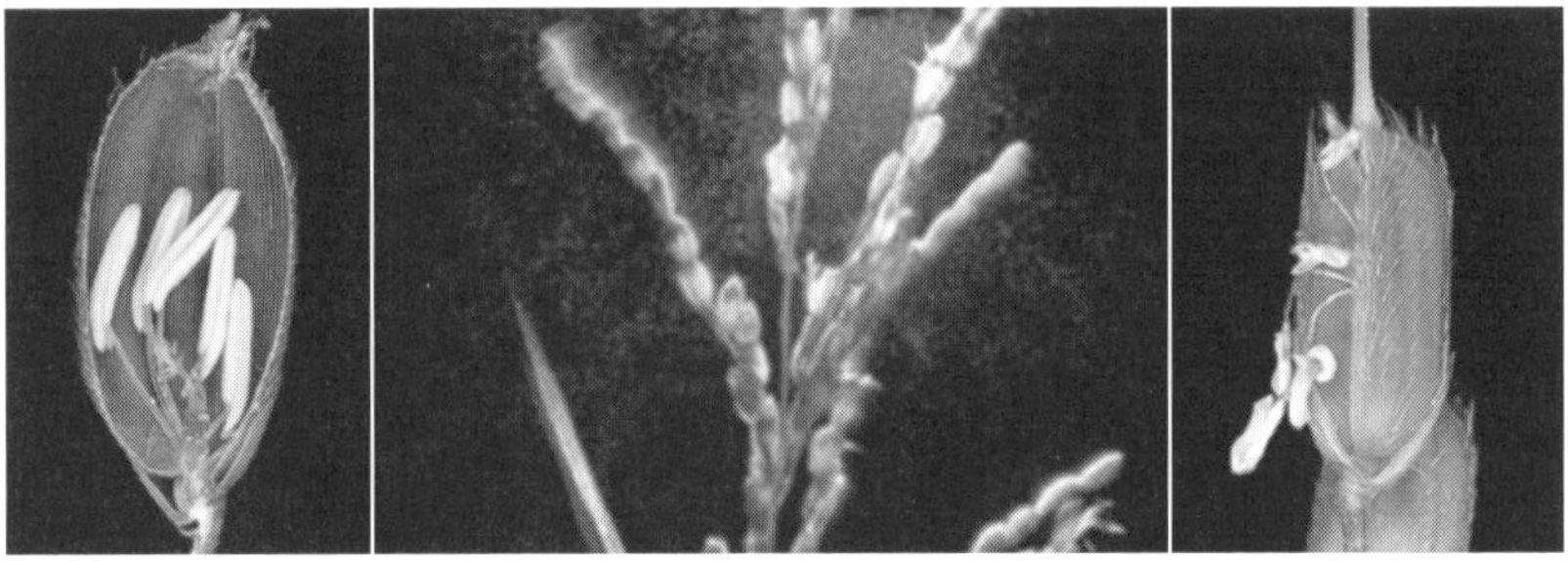

葉のさやの間から穂が顔を出すと、１日で穂全体が揺れる。穂は籾がたくさん集まっていて、一つの穂におよそ 100 個くらいの籾がついている。その籾の中に白く咲いて見えるのは雄しべで、白い固まりのようなところに花粉が入っている。また、雄しべは籾の中にあり、雄しべの花粉が風に運ばれて雌しべにつく。籾は葉緑素が含まれているため緑色だが、熟すにつれ葉緑素が抜けて 20 日くらいかけて少しずつ黄金色に変わってくる。これが貝のように割れて、雄しべと雌しべが現れその時に受粉する。受粉が終わると、直ぐに籾は閉じる。開花している時間は僅か２時間程度。開花と言っても、花びらがあるわけではなく、雄しべと雌しべがあるだけである。普通の花は、花びらが開いている期間を開花と呼ぶが、実際は受粉が終わっていても花は咲いている。イネは受粉が終われば籾が閉じるので、開花している時間は短い。この時の籾の事を頴花（えいか）とも呼ぶ。

めて出荷する。刈り取った稲を束ねて棒に掛けて（棒がけ）天日干しする自然乾燥という方法もあるが、途中で雨が降ったりすると管理が難しい。

格付けされた玄米は、一定の温度で管理された低温倉庫で静かに保管し、お米の鮮度とおいしさを保つ。

もち米は、うるち米より茎が伸びやすいことから、窒素系肥料は控えて、徒長（むだに伸びること）しないようにする。

2　有機ＪＡＳ

有機栽培の食品は消費者の信頼を得ている。しかし、強制力を持たなかったため、「有機」や「減農薬」などの紛らわしい表示の農産物が市場に出回っていた。日本国内の有機農産物の表示については、１９９２年（平成４）に表示ガイドラインが制定され、また、２０００年（平成12）には改正ＪＡＳ法によって、有機農産物やその加工食品に関する日本農林規格（有機ＪＡＳ規格）が制定された。さらに、２００５年には有機畜産物と有機飼料に関する有機ＪＡＳ規格が加えられた。（図８参照）

有機ＪＡＳマークは、太陽と雲と植物をイメージしたマークである。農薬や化学肥料などの化学物質に頼らないことを基本として、自然界の力で生産された食品を表しており、農産物、加工食品、飼料、畜産物及び海藻等に付けられている。これらの規格は、コーデックス委員会によるガイドラインに準拠するもので、アメリカやヨーロッパなどの諸外国と共通している。

有機ＪＡＳ認証には、禁止された農薬・化学肥料を栽培を開始する2年以上前から、使用していないこと、栽培中も禁止された農薬・化学肥料を使用していないこと、圃場や施設・用具に農薬や化学肥料などの使用禁止資材の飛散・混入がないこと、の3点が要求されている。（図9参照）

有機栽培で農業生産を行っている場合でも、栽培時に「有機ＪＡＳ規格で認められていない肥料・農薬などの資材」を使用していると認証を受けられない。

また、種苗は遺伝子組み換えの種苗を使わないこと。もっとも抜け道もあり、種子を購入する場合、あらかじめ農薬等で処理された種子は、それしか入手できない場合には使用することができる。育苗する場合の培養土は、基準に適合した圃場の土壌であるか、購入する場合には使用禁止資材が使われていない培養土という規定もあり、証明のために、栽培記録や資材の購入履歴をしっかりと管理していくことが不可欠である。

図8　有機 JAS マーク

JAS（日本農林規格）は、農林水産分野における日本の国家規格です。丸い形が特徴的なこの JAS マークは、公正な第三者によって、JAS に定められた基準を満たすことを認証された食品や林産物に付くマークです。つまり、JAS マークは、品質などの基準を満たすことの証明であり、商品選択や取引の際に役立つ信頼の証です。この JAS マークは、日本の伝統的な方法で生産された製品や付加価値のある製品などに表示され、他の製品との差別化を行うことができるマークです。“信頼の日本品質”をひと目でイメージしていただくために、日本を象徴する「富士山」と、日の丸を連想させる「太陽」を組み合わせデザインされています。有機 JAS マークは、太陽と雲と植物をイメージしたマークです。

図9　日本における有機ＪＡＳ圃場の面積の推移

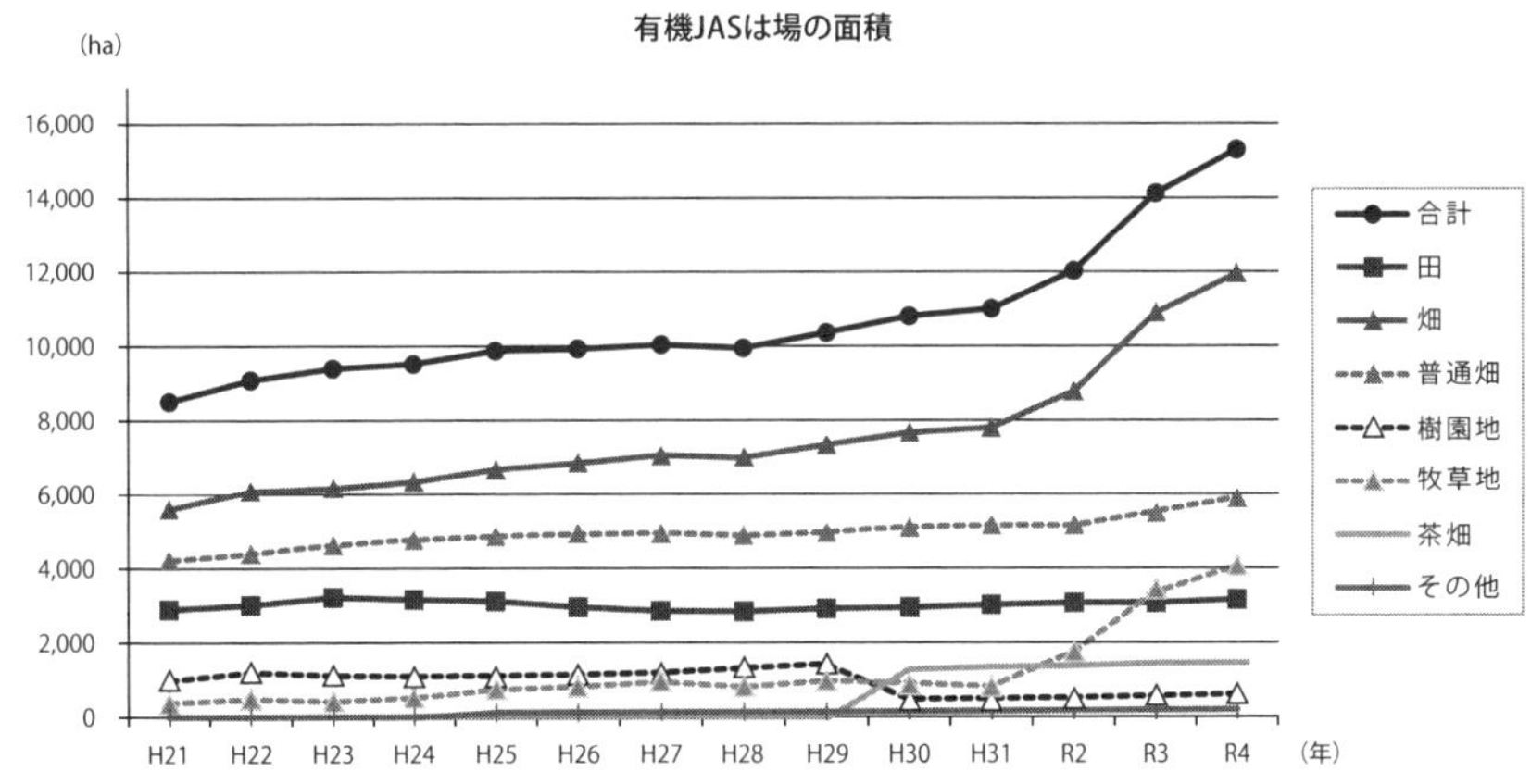

畑や牧草地に関しては有機ＪＡＳ圃場は増えているが、田や樹園地は横ばい。

3　自然共生栽培玄米

メディカルライス協会は、有機ＪＡＳは必ずしも自然と共生して栽培されたコメとは限らないことから、自然と一体化したコメの栽培を考えてきた。

自然農法については、岡田茂吉[21]、福岡正信[22]、木村秋則[23]をはじめ、我が国に先駆者が多い。

植物の根は、人間の腸を裏返したような関係にあって、植物の根には菌がいっぱいついていてミネラルや栄養素を土壌から根に供給している。逆に根からは、糖分やビタミン類がにじみ出て、菌に供給するという共生関係にある。根圏菌は植物がカンブリア紀に水中から地上に上がれるきっかけになった。植物体の根だけでは、必要な栄養を集められないのである。

メディカルライス協会は「有機」という言葉を止め、自然と共生する「自然共生栽培玄

図 10　根圏微生物群集

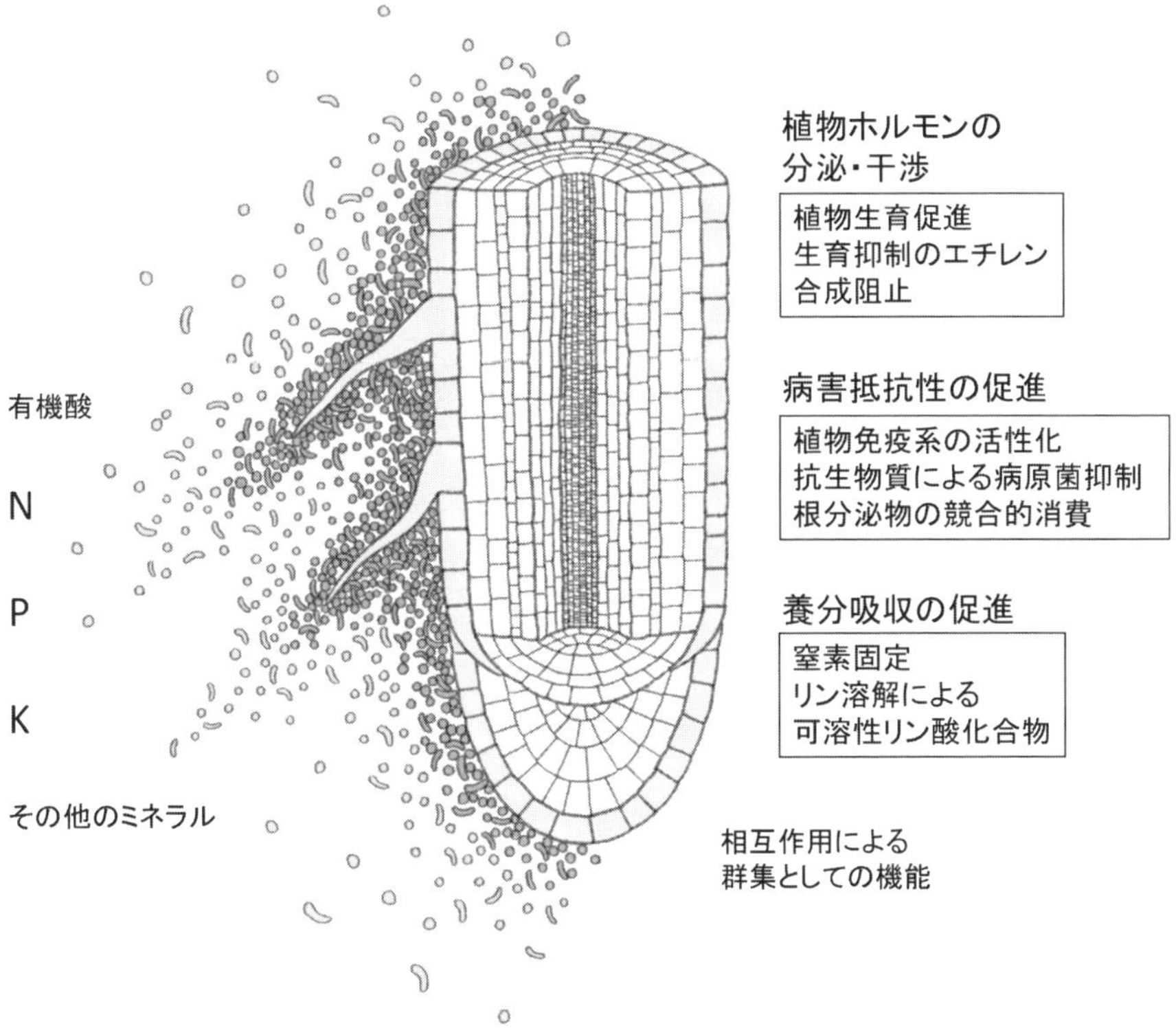
植物ホルモンの
分泌・干渉
植物生育促進
生育抑制のエチレン
合成阻止
病害抵抗性の促進
植物免疫系の活性化
抗生物質による病原菌抑制
根分泌物の競合的消費
養分吸収の促進
窒素固定
リン溶解による
可溶性リン酸化合物
有機酸
N
P
K
その他のミネラル
相互作用による
群集としての機能

米」というコンセプトを提案している。
ヒトの腸管を裏返したものが「根」と思えば、不適切な施肥、窒素多用などの土壌条件によって作物体内の栄養状態が撹乱され、根や葉などからの分泌や表皮細胞の構造や体内代謝に変化が生じることは明白だ。（図10参照）

このように自然との共生を生かした栽培方法で米作りをすれば、田圃にドジョウやタニシ、クワイ、ヤゴなどが増え、ビオトープといえる環境になる。佐渡の棚田のようにトキの生育を支えているところもある。農薬を減らす、化学肥料を減らす、という小手先の対応でなく、自然との共生を土台においた栽培方法こそ真の有機米といえるであろう。

イネには害虫の問題がついて回る。農薬を少なくして害虫を駆除する方法としては、害虫の天敵を利用して防除する生物的防除法がある。昆虫のメスが交尾するためにオスを引き寄せるフェロモンの臭いを使って、オスをおびきよせて駆除する方法や、光を利用して害虫を集めて駆除する方法、などがある。

また、除草方法としては、予め田に藁などを鋤《す》き込んでおくと、有機物が多くなり田ではウキクサ・アオウキクサなどが急速に広がる。これが田の表面を覆って光を遮り、雑草の伸びが押さえられる。この田に合鴨、鯉、カブトエビなどを放すと雑草を食べてくれ、合鴨などが田を泳ぎ回って土をかき混ぜて田を濁らせるので、雑草が育ちにくくなる。合鴨などの糞も田のよい肥料にもなる。
その他 田植え後、米ぬかや大豆を撒《ま》き、田の表面から急速に酸素がなくなるようにして、雑草の発芽をおさえる除草方法も試みられている。

今や「コメつくり」は一農家の『米作り』の時代ではなくなってきた。自然を守り、地球環境を守り、それが私たちの健康を守る、という時代になったのである。

コロナの世界的感染は、人類が守らねばならない地球全体の生命について考え直させた。地球全体の生命体を健康な環境で生かさねばならない、という考えである。

「One Health」という概念は、エボラ出血熱や熱帯病などがヒトとの接触がなかったのに、生息地域から人間社会に広がったのは、熱帯林の伐採や乱開発による獣畜共通感染の拡大が関係している、という事実から言われるようになった。[24]「自然界の生物全てを健康にせねば人の健康も守れない」という考えだ。コロナウイルス感染も、鳥インフルエンザや口蹄役なども例外ではない。

One Healthイニシアチブには、医師、歯科医、看護師、および公衆衛生医師協会、熱帯医学衛生学会、疾病管理予防センター（CDC）、米国農務省（USDA）、および米国国家環境委員会健康協会（NEHA）など非常に多方面の組織が参加し、世界中の1000人近い著名な科学者、医師、獣医師が支持している。これが達成されれば、相乗効果として科学的知識ベースを迅速に拡大し、公衆衛生の有効性を高め、21世紀以降の健康政策は革命的に変化するだろう。

4 土壌

おいしいコメつくりは土作りから、といっても過言ではない。植物の生育には窒素（N）、リン（P）、カリウム（K）の3種があれば良いことを1890年にリービッヒが発見し、農薬の工場生産につながった。しかし化学肥料を安易に使い過ぎて窒素過剰や他のミネラル不足が問題になってきた。

日本は火山列島であり、沖積地などと複雑な地形を成している。これが鉄などの土中のミネラルに関係している。中央構造線の北側は花崗岩由来で鉄にも恵まれていて稲作向き、西の方から四国・伊勢を通り、豊川・豊橋から北上して、東で海に抜けるところに我

図 11　地形と土壌の関係／土壌の種類と性質

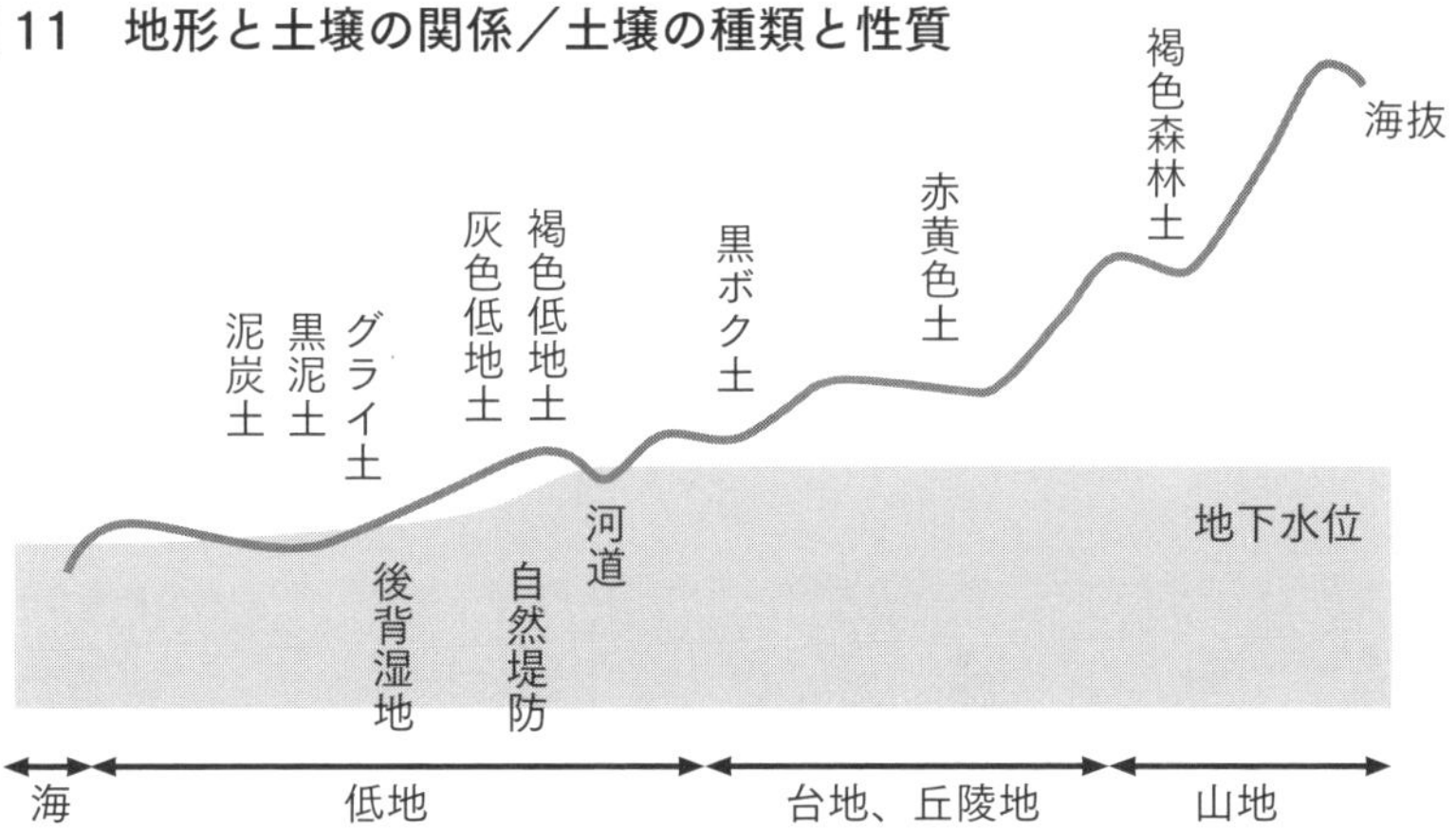

土壌群	土壌の性質	土壌群	土壌の性質
灰色低地土	水田土壌の4割を占める。土色はほぼ全層が灰色で、沖積平野に分布し、グライ土に比べ地下水位が低く排水性は良い場合が多い。	褐色低地土	農地の約1割を占める。土色はほぼ全層が褐色を示す。沖積平野の微高地に分布し、排水が良い。
黒ボク土	火山噴出物からできた土壌で、畑土壌の約5割を占める。腐植含量は富む～すこぶる富む。保肥力が低く、養分含有が乏しい。	黄色土	土色が黄色味の強いことから赤色土と区別される。丘陵地の標高200m以下に多く分布する。
グライ土	腐植含量は水田土壌の約3割を占める。土色は青灰色でグライ層の現れる位置により細分化される。沖積平野に分布し、地下水位が高く、排水性が悪い。	多湿黒ボク土	腐植含量は富む～すこぶる富む。母材は黒ボク土と同様で、台地の凹部または沖積低地凹部に分布し、不良な排水条件にできた土壌である。
褐色森林土	樹園地土壌の約4割を占める。典型的な土壌は暗色の上層と褐色の下層からなる土層を有する。	赤色土	土色が赤いことから黄色土と区別される。丘陵地、台地に分布する。

図12　土壌中の微生物の種類と大きさ

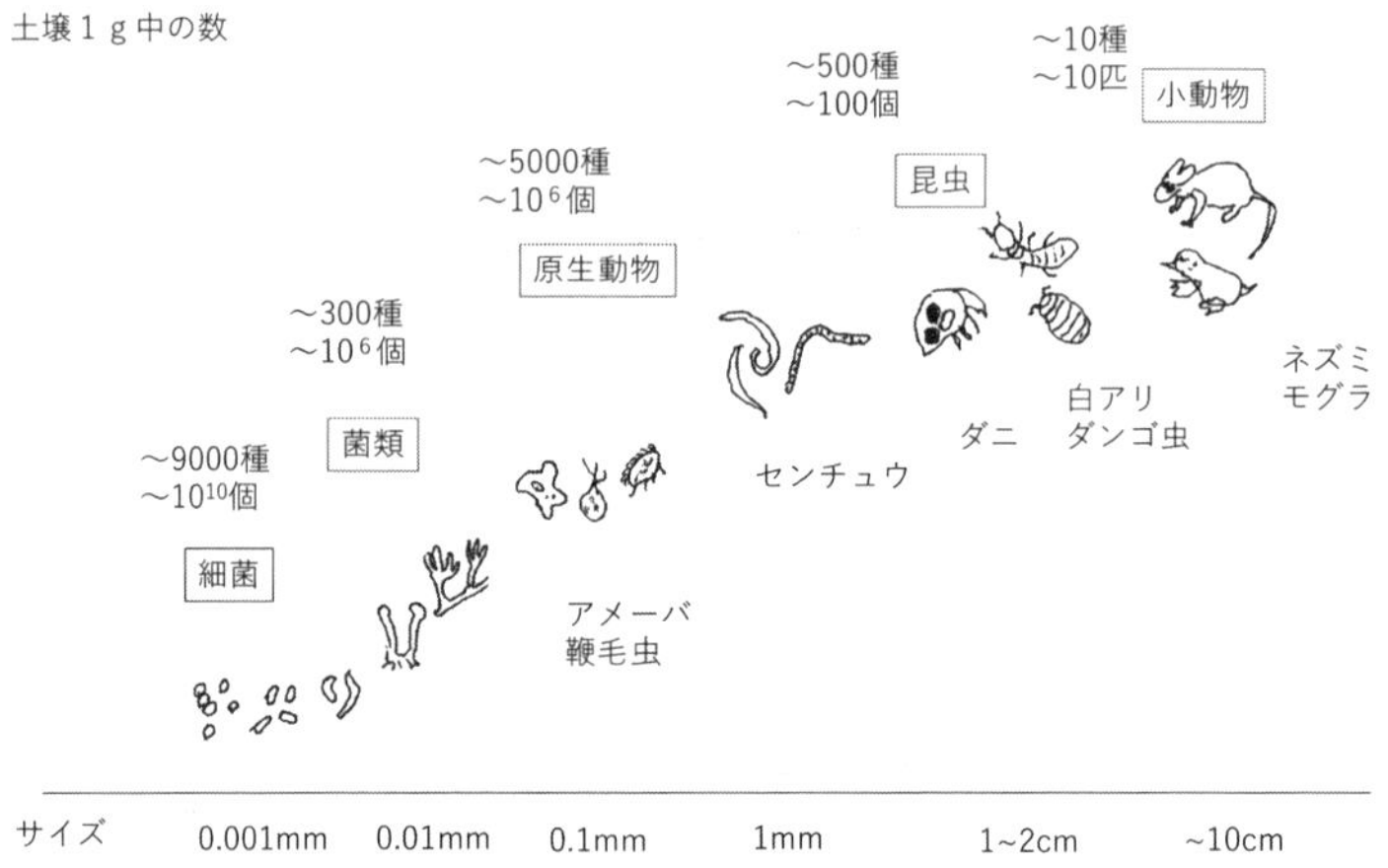

孫子・多古町・匝瑳《そうさ》市（南側）という線と（香取の海）香取神宮・鹿島神宮へ抜ける線があり、農耕地帯となっている。

　また海流がもたらす気候も複雑でコメつくりも一律には論じられない。日本の中で黒ボク土は、火山噴出物を母体とし、ミネラルに富む。沖積土は平野部に分布するが、地下水位の影響で褐色低地土、灰色低地土、グライ土などに分類される。（図11参照）

　グライ土とは排水不良な低地に分布する土壌で、還元され青灰色あるいは緑灰色となっている。主に水田に利用され、グライ層が、全層または作土直下から出現する強グライ土と、グライ層がやや深い位置に出現するグライ土に分けられる。

　黒ボクグライ土は火山灰台地間の低地など、地下水位の高い排水不良地に分布するグライ層の高い火山灰土である。関東以北に多く、土地利用は主に水田であるが強湿田で排水対策が必要である。

グライ台地土は台地上にあるグライ土で、水田作を行う目的で人工的に湛水したためグライ化した土である。粘質土が多く、大部分は棚田などの形で水田として利用されている。黒ボク土は代表的土壌であり、土壌微生物によって進む腐食の状態は土壌の栄養に密接に関係している。土壌微生物には細菌、糸状菌、原生動物、線虫、ダニなどがおり、さらにミミズやモグラなどの小動物がいる。(図12参照)

5　ミネラル

最近の食品はミネラル不足が問題になっている。水耕栽培の野菜などのミネラル不足は以前から指摘されていたが、加工食品のミネラル不足も多い。人と同じように植物の生育にもミネラルが必要である。（図13参照）土と離れた食品造りが、ミネラル不足を招いている。ミネラルは土中ではプラスイオン、あるいはマイナスイオンに荷電し、土壌粒子と複雑に結合している。土壌群の生成と体積の概要の大きさを数値で表したものがＣＥＣ（陽イオン交換容量）で土壌１００グラム当たりに保持できる荷電量ｍｅｑで示される。（図14参照）

微量金属の過不足では、カルシウム不足が芯止まりや芯の壊死、マグネシウムは葉緑素の構成成分のため葉脈間の退色、鉄は先端葉の白化、マンガンと銅は先端葉の茶化、亜鉛はオーキシンレベルの維持に働くので萎化や奇形が生じる。モリブデンは硝酸還元酵素の

図 13　植物の必須元素（多量要素と微量要素）

多量要素と微量要素

多量要素

（水・空気から）
- H：水素
- O：酸素
- C：炭素

（主に肥料から）
- N　：チッソ
- P　：リンサン
- K　：カリ
（N・P・K：主要3要素）
- Ca　：カルシウム
- Mg：マグネシウム
- S　：イオウ

微量要素

（主に土壌から）
- Ee　：鉄
- Mn：マンガン
- B　：ホウ素
- Zn　：亜鉛
- Cu　：銅
- Mo：モリブデン
- Cl　：塩素
- SI　：珪素

植物の必須元素（多量要素と微量要素）

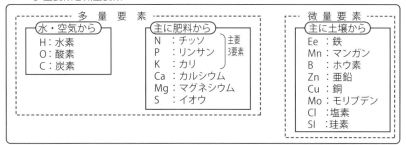

図 14　土壌コロイドはマイナスの荷電（陰イオン）が肥料成分（陽イオン）を引き付け、吸着する

塩基類の交換・吸収

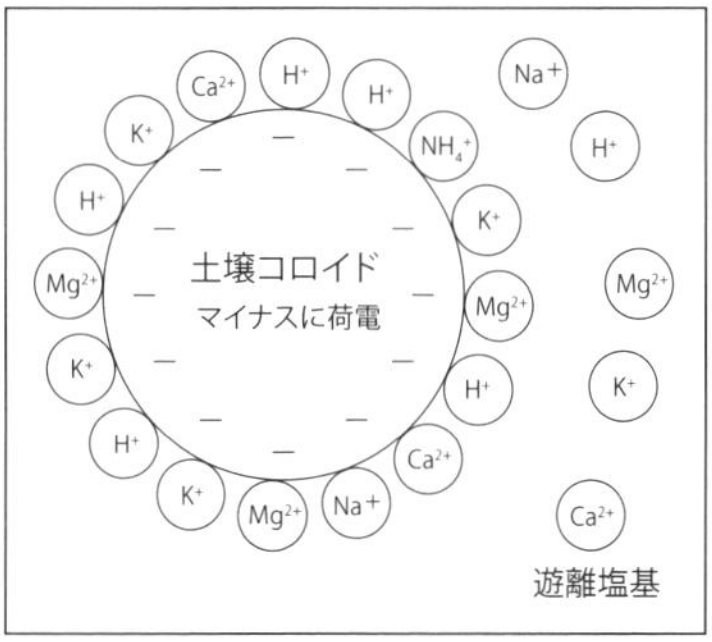

CECイメージ図

CEC：陽イオン交換容量とは、
上記のように土壌コロイドが、陽イオンと結合し電気を通す容量である。

陽イオン：カチオン＝コロイドに吸着＝交換性塩基
H^+　NH^{4+}　Mg^{2+}　Ca^{2+}　Na^+
陰イオン：アニオン＝アロフェン等に吸着
NO_3^-　$H_2PO_4^-$　SO_4^{2-}　$C1^-$

土壌コロイドと置換しやすいカチオンの順位
H ＞ Ca ＞ Mg ＞ K・NH_4 ＞ Na

植物の根は、弱酸を出してその水素（H）イオンで他の塩基を遊離させ吸収する。

CEC の測定方法は、酢酸アンモニウム溶液と塩化カリウム溶液を用いて、土壌に付着している陽イオンを交換浸出し、アンモニウムイオンを定量する。CECの単位は乾土meq/100gであり、一般的な土壌の CEC は 12meq/100g 前後である。CEC が 20meq/100g 程度あれば肥沃な土壌と言える。

構成成分で過剰症が問題。シリカ（珪素）は水稲の吸収が多く、少ないと病害抵抗性に関与する。

ＣＥＣは粘土の種類・量と同様に荷電を持つ腐植の量によって決まる。堆肥を連用すると腐植含量が多くなりＣＥＣも徐々に高まってくるが、粘土の量は土壌の種類によってほぼ決まっている。主要土壌のＣＥＣをみると、粘土と腐植含量の多い黒ボク土が高く25〜38、次いで褐色森林土の18〜24、粘土含量が少ない灰色低地土は12〜17、砂の多い砂丘未熟土は2〜5となっている。

土壌粒子に保持された各成分は、新しく入ってくる成分と入れ替わりながら土壌溶液中に移り、養分の補給元となっている。その過程において、作物による吸収や有機物分解等の微生物活動の影響を受けながら、各養分は徐々に下方に移行していく。そして、その移動しやすさは、各成分ごとのくっつく強さによって決まる。

最も移動しやすいのは硝酸で、40センチの土層内にとどまる期間は1〜2か月ほどである。窒素肥効を維持するためには、降水量を見ながら追肥することが必要だ。次に動きやすいのはカリウムだが、土層内に1〜2年は留まっている。土壌表面に施肥しても根域に比較的到達しやすい。次はカルシウムとマグネシウムで、根域土層内に数年は留まっている。土壌表面に施肥しても根域に全体に浸透移行することはほとんどないので、秋の深耕

写真５　農家の堆肥写真

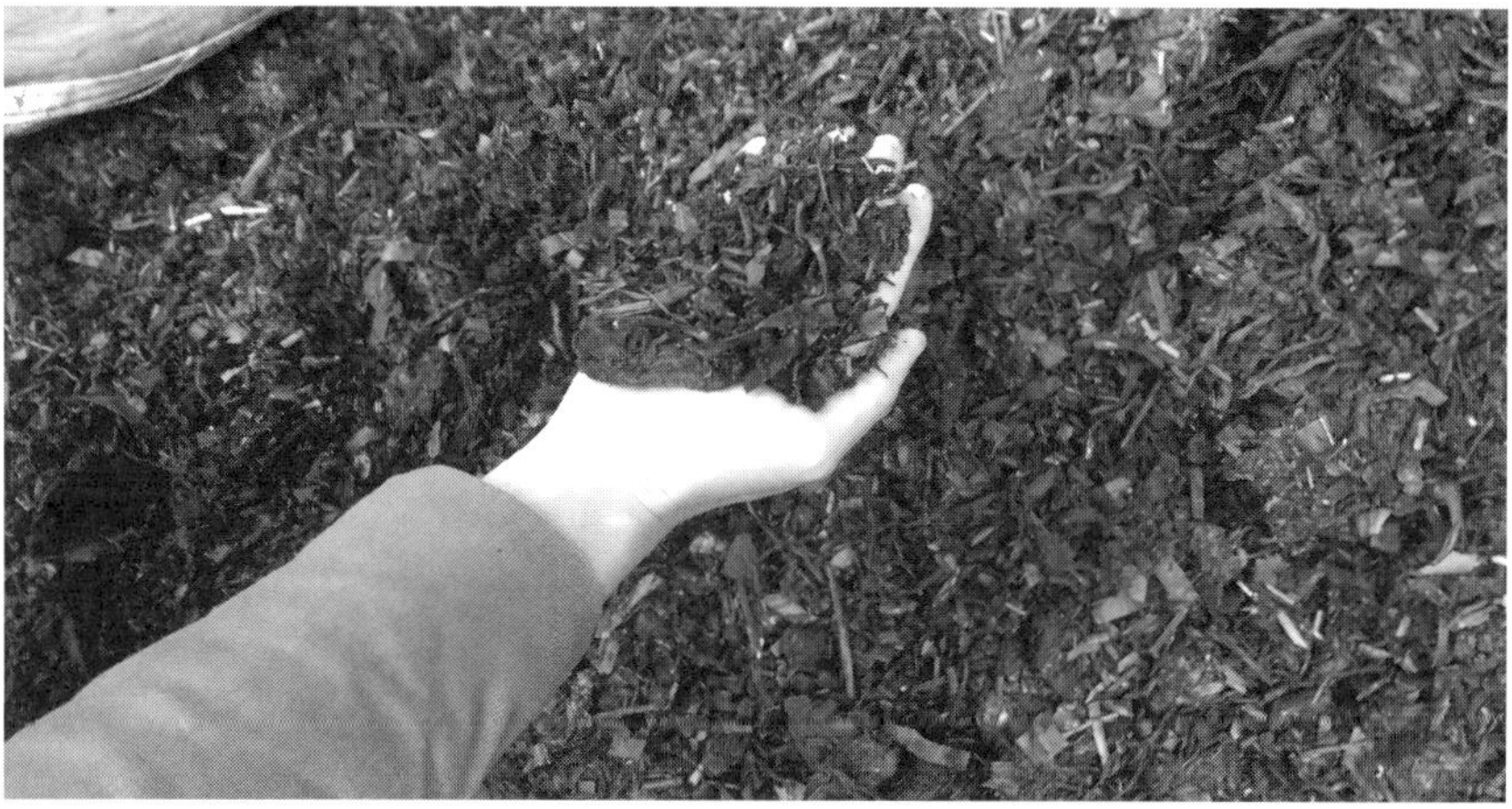

時に根域全体に施肥するのが効果的である。最も移動しにくいのがリン酸である。

リン酸は他の成分とは性質が異なり、くっつく相手によって保持される強さが異なる。黒ボク土に多いアルミニウムに結合すると固定化して全く動かなくなり、数十年以上は土層内にとどまる。施肥はできるだけ根の近くにいくように深耕時に行う必要がある。植物根の分泌物や有機物施用に伴う微生物活動によって少しずつ有効化して吸収される。

稲の根をいためる硫化水素の発生を防ぐには、硫酸イオンを含む硫安のような肥料の使用をやめることだ。また、鉄分の少ない老朽化水田では、鉄分を肥料として散布することが有効である。

土を肥沃にする「土作り」のためには、堆

肥を作って水田に入れるのが最も良く、農家は堆肥作りに知恵を絞る。（写真5参照）
しかし、最近は人手不足から稲わらを秋に鋤込むことも多い。おおむね半分が春までに腐熟する。土の味はコメの味となる。特に植物の根の周囲（根圏）は土壌と植物の根の栄養物質のやりとりに重要である。堆肥による自然農法は循環型、持続型の農業を支える。稲わら・牛ふんなどの施用では、全炭素・全窒素の土壌への養分の蓄積が進む。稲わらの方が窒素残存率が高い。可給態窒素は、全炭素・全窒素と正の相関性がある。有機物のみ連用した時、可給態窒素量が12ミリグラム／１００グラムを超えると収量増に結び付かない。微生物がバランスよく、たくさん活動している農地は収穫量が多く、おいしい農作物を作ることができる。

6　腐植

土中で分解される物質は、複雑な構造の高分子化合物である。特に分解されにくい木材のリグニンは最初に白色腐朽菌による断片化が起こり、次に微生物分解を受けて低分子化し、最後に無機物質にまで分解される。[25-28] その過程が腐植（ｈｕｍｕｓ）と呼ばれる。土壌有機物の主要成分となる腐植物質と、炭水化物、タンパク質、脂質などの非腐植物質の有機物になる。腐植はしばしば腐植酸、フルボ酸、ヒューミンと分けて扱われる。

土壌からアルカリ溶液やその他の溶媒で抽出した場合、不溶性の画分をヒューミンと呼び、抽出溶液を酸性にした場合に沈殿する画分を腐植酸、沈殿しない部分をフルボ酸と呼ぶ。おおよその目安として、植物根と土壌生物を除いた土壌有機物の50％が腐植物質、30％が非腐植物質、20％が粗大有機物となる。

ミミズは土壌中の食物連鎖で重要な役割りを果たしており、摂食した土壌の大半を糞として体外に排出するために土壌粒子の団粒化が促進される。

宮沢賢治は、岩手の農業学校で教鞭をとっていたが、その時「腐植」のことに触れた「得業論文」がある。当時１９１８年（大正７年）から、すでに腐植物質の重要性を考えていた様子を知ることができる。（図15図16参照）

良い土壌とは、土壌の化学性（肥料成分、緩衝作用等）、物理性（保水力、通気性等）、生物性（有機物の分解、耐病害虫等）の３つ要素が整った土壌のことで、この総体を地力

図15　腐植が果たしている役割

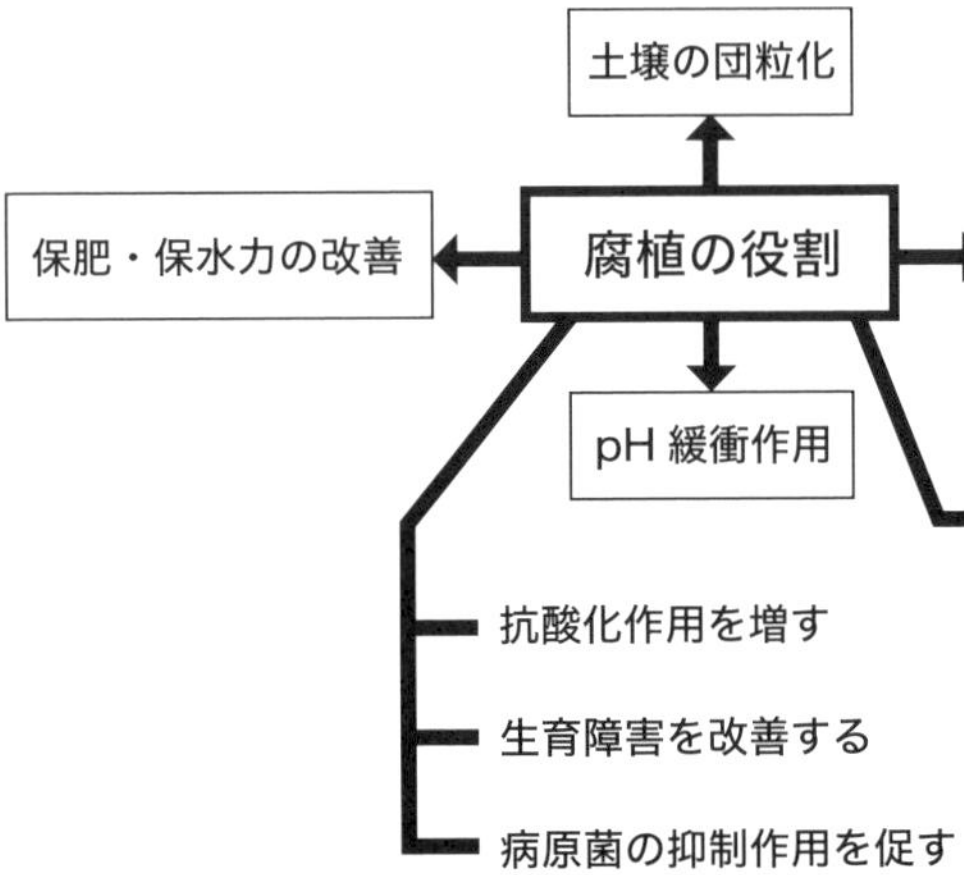

図16　フミン酸とフルボ酸

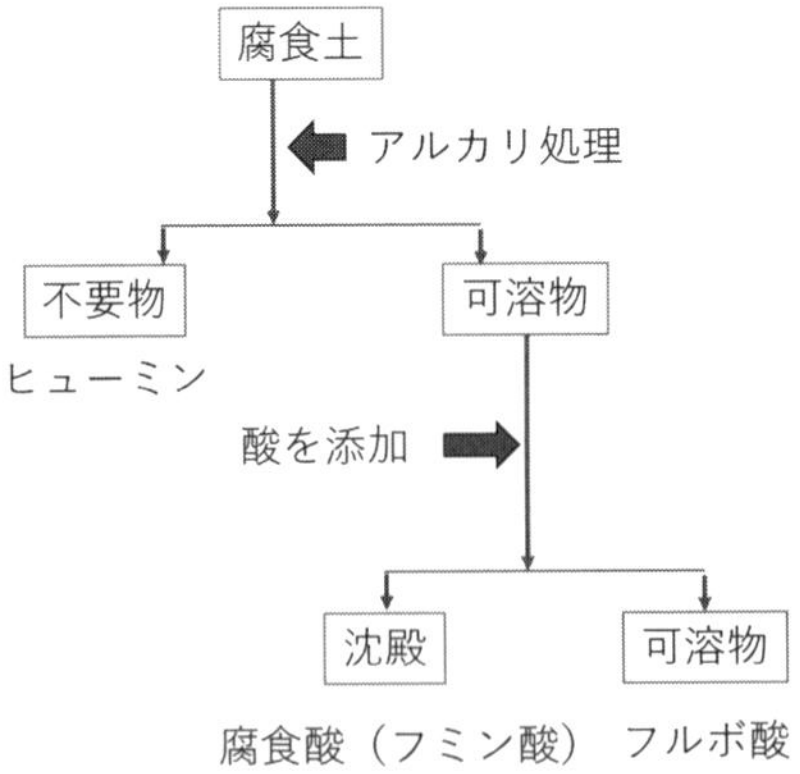

生体由来物質に細菌や真菌（特にカビ類）が取り付き、その物質を消化吸収して侵食する状態を腐植とよぶ。通常は外部に分泌された酵素により生体由来物質が消化分解される。

フミン酸　植物などが微生物による分解を経て形成された最終生成物であるフミン質（腐植物質）のうち、炭素 52 − 58％、水素 3.6-6.0％、窒素 3.0-5.7％、残り大部分は酸素であるが、1％以下の硫黄を含む。加水分解によって単糖やアミノ酸を生成。多分散性高分子の混合物であり、平均分子量は 1,000 以下から数十万以上まで幅広い。

フルボ酸　植物などが微生物により分解される最終生成物である腐植物質のうち、酸によって沈殿しない無定形高分子有機酸。化学構造がただ一つ決まった分子ではなく、その分子内にカルボキシル基、フェノール性水酸基を多く含んだ多価有機酸である。土壌由来のフルボ酸の例では、炭素を 35-42％、水素を 3-6％、窒素を約 1％、硫黄を 0.3-0.7％（それぞれ重量％）含有する。

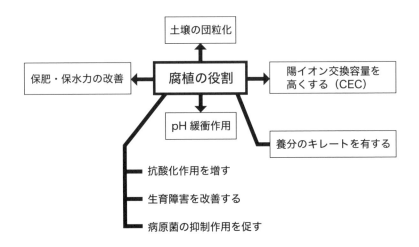

表5　SOFIX システムの土壌肥沃判定基準（水田の場合）

測定項目	単位	低い	基準値	高い
◆総栽菌数	（億個／g）	<4.5	≧4.5	
◆全炭素[TC]	（mg／kg）	<13,000	≧13,000	
◆全窒素[TN(N)]	（mg／kg）	<650	650~1,500	>1,500
◆窒素循環活性評価値	（点）	<15	≧15	
◆リン循環活性評価値	（点）	<20	20~60	>60
◆C／N比	−	<15	15~30	>30

ともいう。有機栽培により高品質の農作物を生産するためには、生物性が重要となり、土壌微生物による物質循環がスムーズに進む必要がある。

立命館大学の久保幹[15]らが進める「SOFIX（土壌肥沃度指標）分析」は、土壌の状態について、従来の化学性、物理性の分析に加えて、土壌中の微生物量や微生物による窒素循環やリン循環などを示す生物性の分析を行い、合計で19項目の分析を行う。（表5参照）

また、メディカルライス協会では、自然と共生して栽培する玄米の農業を推奨しており、テクノスルガ・ラボ社に依頼して土壌菌やイネの根圏菌、共生菌などの関係を総合的に測定した（後述）。自然共生栽培は、科学的に産物の安全性の確保に加えて田園の自然環境の保全や土壌細菌の共生にも役立つ[29-33]。

土壌の栄養成分としては窒素の循環が重要であるが、微生物の生育には炭素も必要であり、窒素と炭素の濃度比が土壌の肥沃度のよい指標となる。

GENMAI EVIDENCE

04

菌根菌の世界

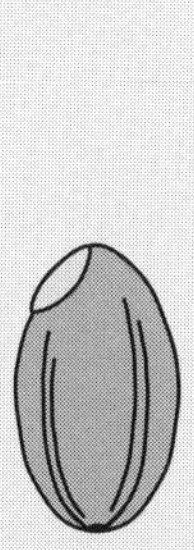

1　菌根菌とキノコ

植物は生育のために根によって養分や水分を吸収し、代謝のために呼吸を行う。このため、根の周囲の土壌はミネラルや酸素が少なく、二酸化炭素が増える傾向にある。一方、植物は根から、糖、アミノ酸、有機酸、ビタミンなどを分泌し、さらに老化して枯死した根毛が土壌に脱落するなどして、根の周囲にはさまざまな有機物が豊富に存在する。[33]

それを栄養源にして菌糸をどんどん土壌中に広く伸ばし、いわば植物の根の代理となって、土壌中の乏しいリン酸や微量養分、水分をかき集めて植物に与える。根粒菌は分類学的には細菌に属すが、菌根菌は菌類である。それも多くは担子菌類といってキノコの仲間で、木を腐らせて栄養にする腐生菌類と、植物と共生する共生菌類（菌根菌）がある。シイタケやエノキタケは腐生菌類に属し、枯れ木やオガクズを用いて人工栽培できるため、安く市販されている。しかしマツタケやトリュフは共生菌類なので、生きた特定の植物の根がないと発育せず人工栽培できないため、高価な食材となっている。

2 稲作における土壌微生物

19世紀初期に化学肥料や化成肥料が販売されはじめ、即効性や生産性の向上といった利点を生かした農業生産が普及し、生産量を確保することが可能となってきた。その半面、土壌微生物の餌となる有機物がほとんど投与されないことから、土壌中の微生物の総数や偏った栄養による土壌微生物の種類の多様性が減少した。その結果、植物病原菌の生育阻害などに効果がある拮抗微生物が減少し、不健全な土壌の生態系となり農作物自身の抵抗力の低下、さらには連作障害や農作物の品質低下といった負の連鎖を起こした。

近年、環境と健康に配慮した農作物を生産できる農法として、化学肥料や農薬を使った化学農法から、有機肥料（有機質肥料）や有用な土壌微生物を使った有機農法への転換が進められている。[32,33] 国際的にもＳＤＧｓに結びつく持続可能な農業への転換が推進され、環境負荷が少なく、適切な品質の農作物が安定的に供給されることが求められている。

それを実現するためには、農作物の栽培環境を適切に保全し、生産性と肥沃さのバランスを維持することが重要である。土壌微生物を活用した有機農法は、土壌の生態系を守り、栽培環境そのものの健康を向上させる。また、土壌微生物は有機物を分解し、栄養素を植物に供給する重要な役割を果たすことから、農作物自体の栄養価を高める効果も期待される。

稲作における有機農業に貢献する土壌微生物や、稲と共生するアーバスキュラー菌根菌などの土壌微生物に注目が集まっている[28]。

根圏や葉などに生息する病原菌等の微生物の増殖、感染、および体内での発病が促進される現象を「栄養病理複合障害」という[32]。水稲のいもち病は窒素の多用により細胞膜が薄くなると同時に、稲の硬さの要因であるケイ酸含量も低下して、菌が根の表皮細胞に侵入しやすくなり発症する。加えて、体内のアミノ酸等の可溶化窒素化合物が増加して菌の増殖が促進され、発病が激化する。

根に寄生する土壌伝染病菌は、生きた細胞に寄生する病原菌と、死んだ有機物を餌にする腐生菌に大別されるが、その間にはいろいろなタイプの細菌がいる。放線菌、ビシウム菌、フザリウム菌、リゾクトニア菌、根こぶ病菌などさまざまな菌がいる。しかし、野生植物が病原菌におかされて全滅することはない。強力な防御機構をもった植物が生き残るからである。それには、静的抵抗性と動的抵抗性があり、前者には細胞壁を厚くし、抗菌物質を分泌し、菌を凝集させる働きのあるレクチンなどがある。レクチンが菌を凝集させると、リグニン合成が盛んになって木化し自ら死滅して褐変したり、新しい抗菌成分ファイトアレキシンを作ったりするなどの反応を起こす。エサとなる腐植物、菌の死骸なども食べ、病原菌との競合状態にある。ウイルス性感染に対しては、弱毒ウイルスを利用して交差防御も行う。また、病気の出にくい土壌もある。

水田の嫌気的条件では、カビや線虫が死滅するので稲の連作障害は起こらない。

3 土壌微生物の解析方法と役割

土壌の中には、細菌をはじめ、カビや酵母を含む菌類など、多くの微生物が存在している。土壌の状態や種類にもよるが、土壌1グラム当たり約1兆個の細菌が住み着いている。

半分以上は未知の小型菌で、驚くことに培地の栄養分を薄くした場合に培養することができた。小型化、低栄養での生存には、多数の菌が生息できるように自然の配慮とも思えるが、役割などについては判かっていない。

土壌微生物には、農作物の生育を促進したり、堆肥や土壌作りに貢献したりする微生物や、逆に農作物の生産を妨げるような植物病原菌もいる。

土壌微生物の利用や防除は、寒天培地を用いた培養法で研究や調査が行われてきたが、自然界の微生物の1％しか培養できておらず、残りの99％は未だ培養ができていない微生物とされ、「Viable but non culturable」（ＶｎｃまたはＶＢＮＣ）や「微生物ダークマター」と呼ばれている。現在、この99％を解明するような技術ができているが、完全に把握する技術は未だ開発されていない。

１９８０年代以降、遺伝子を調べる手法や装置が急速に発展し、培養できない微生物の検出や種類ごとの割合（群集構造）、および特定微生物の量の把握が大まかに判るようになってきた。しかし、最新の次世代シーケンサー（ＮＧＳ＝Next Generation Sequencer）を用いた菌叢解析においても、遺伝子を増幅する際の配列（プライマー）の不一致や微生物の菌種による偏り（バイアス）、および解析に用いるデータベースの不足などにより、解明できる微生物の種類に限りがある。[34]

さらに、１回の解析で、細菌、菌類を同時に解析することができず、解析時間や解析コストに問題がある。

農作物などの植物にとって、窒素、リン、カリウムは三大要素（三要素）で、植物が成長する上で重要な働きをする物質となっている。有機肥料にも多く含まれており、これらの栄養素を植物が効率よく利用するためには、土壌微生物の働きが必要となる。

土壌微生物の役割としては、有機物の分解、植物への栄養供給、窒素固定と窒素供給、土壌物性（団粒形成、凝集性）、成長促進物質の供給、病害虫への抵抗性、防除性の付与などがある。

以下に、循環型農業を行う上での三大要素と、土壌微生物の関わりについて示す。

4　窒素循環

窒素は、植物の生育に最も大きく影響する。[32,33] 植物が持つ光合成に必要な葉緑素（クロロフィル）、植物の骨格を形作るタンパク質、DNA、RNAなどの生命の基本的な構成要素の物質となる。植物の生育の初期段階において、茎と葉の生長に大きく影響する。窒素が不足すると生育不良を引き起こす。

窒素循環には、土壌中に存在する窒素固定細菌が大きな役割を果たしている。（図17参照）窒素は、空気中や土壌中にも存在するが、そのままでは植物が直接栄養分として吸収や利用ができない。土壌中の有機態窒素は、土壌微生物による分解や代謝により次第に「アンモニア態窒素 NH_4^+」→「亜硝酸態窒素 NO_2^-」→「硝酸態窒素 NO_3^-」と酸化されていく。「アンモニア態窒素」や「硝酸態窒素」の状態になった窒素を植物が根から吸収し、はじめて蓄積、利用することができる。

図 17　土壌における窒素の循環

NH4＋：アンモニア態窒素、NO2－：亜硝酸態窒素、NO3－：硝酸態窒素

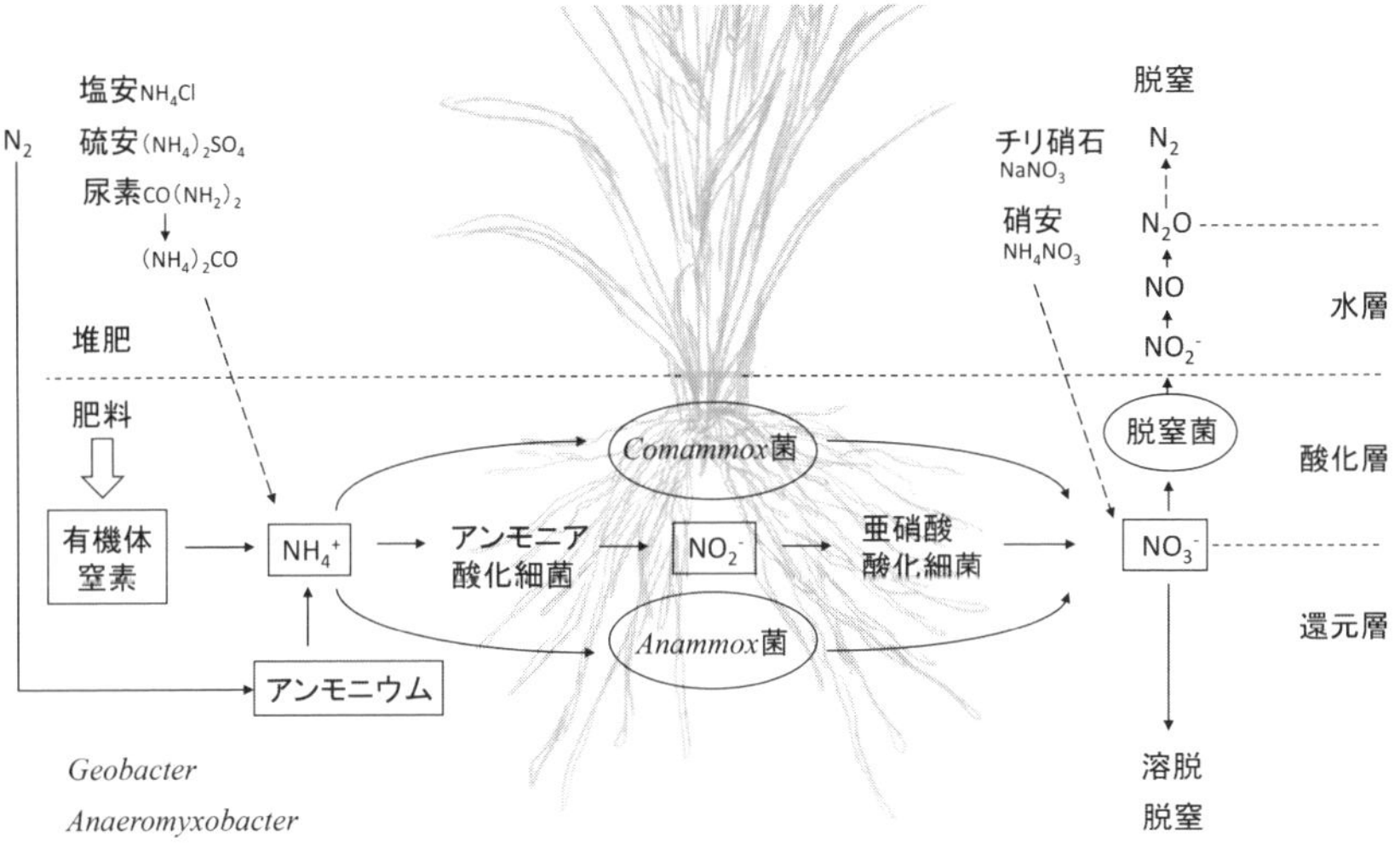

「アンモニア態窒素」は、アンモニウム塩となってアンモニアやアンモニウムイオンに含まれる窒素のことだ。しかし、「硝酸態窒素」は、土壌には吸着されにくく、水田の湛水中などに溶け出してしまう。

また、過剰になると収穫後の農作物中に残留し、環境や人体へ影響を及ぼすことが懸念されている。植物の根は「硝酸態窒素」と「アンモニア態窒素」を吸収する仕組みが異なり、どちらが適しているかは農作物によって異なる。稲作では、一般的に「アンモニア態窒素」が適していると言われている。

硝酸化成菌（硝化菌）は、地球上の窒素動態で大きな役割を担ってい

る細菌である。アンモニア態窒素を酸化して亜硝酸態窒素に変えるアンモニア酸化菌と、亜硝酸態窒素をさらに酸化して硝酸態窒素に変える亜硝酸酸化菌の二群の細菌の総称である。

窒素固定を行う土壌微生物には、アンモニア態窒素を亜硝酸態窒素に酸化することができるアンモニア酸化細菌（亜硝酸菌）として、Nitrosomonas 属、Nitrosospira 属および Nitrosococcus 属などが知られ、亜硝酸態窒素を好気的に酸化して硝酸態窒素にする亜硝酸酸化細菌（硝酸菌）として、Nitrobacter 属、Nitrococcus 属、Nitrospira 属などが知られている。

また、近年の遺伝子解析による研究において、分離・培養できていない土壌微生物として、アンモニア態窒素から硝酸態窒素まで完全に酸化させる好気的なアンモニア酸化細菌「Comammox 菌」、嫌気的なアンモニア酸化細菌「Anammox 菌」の存在が、確認された。

緑肥に使うクローバーなどのマメ科植物には、根に根粒を形成し、窒素固定をする根粒菌が知られている。根粒菌は、エンドファイトといった病徴を示すことなく、植物体内で生育する細菌や菌類で、大気中の窒素ガスをアンモニアに変換して植物に供給する一方で、植物からは根を通して光合成により得られた栄養分（炭水化物）を得るといった共生関係を築いている。

田圃の表面は表面水からの酸素の供給があるため、好気的な環境になっていて酸化層と呼ばれる。一方、その下部は還元鉄（くろがね）による暗青色をしていて、嫌気的環境になっていて還元層と呼ばれる。「塩化アンモニウム」などのアンモニア化成肥料や堆肥からのアンモニア態窒素は、還元層では硝化作用を受けないので土壌に吸着保持され土壌に長く留まり、肥料持ちのよい状態を作る。ところが酸化層では、硝化菌の作用で硝酸態窒素に変わり、これは土壌への吸着性がほとんどないため、水田の水の動きに従って下方の還元層に移動する。ここには脱窒菌がたくさん棲みついていて、硝酸態窒素を窒素ガスに変えてしまう。これではせっかくの肥料成分が失われてしまう。

これを防ぐには、アンモニア態窒素を水田土壌全体に混ぜること（全層施肥法）。追肥の場合は、アンモニア態窒素肥料を還元層に押し込む。もちろん、硝酸態窒素の追肥はすぐに脱窒につながるから無駄になる。

図 18　硫黄と鉄還元菌

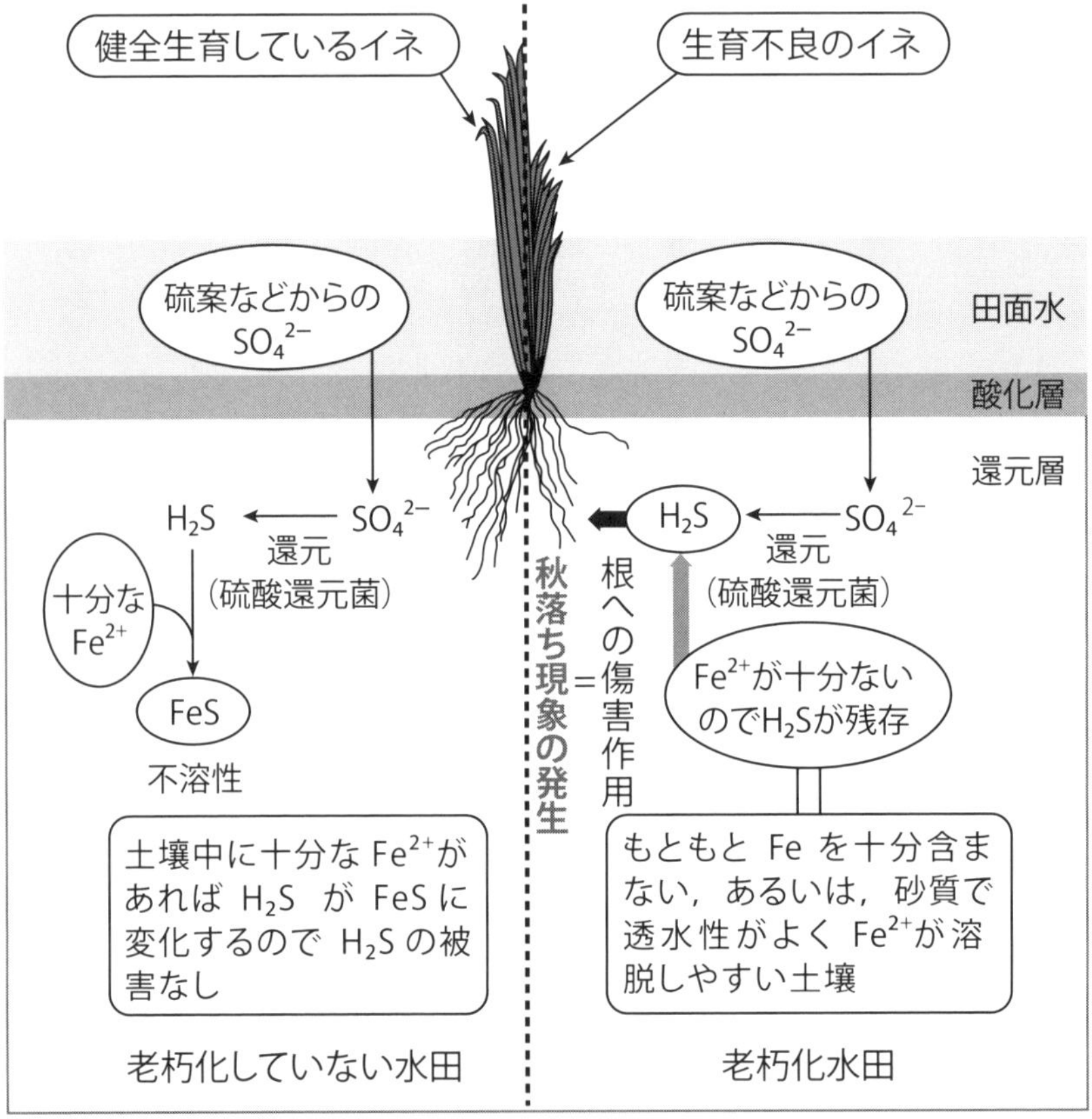
健全生育しているイネ
生育不良のイネ
田面水
酸化層
還元層
硫案などからの SO_4^{2-}
硫案などからの SO_4^{2-}
H_2S
SO_4^{2-}
還元（硫酸還元菌）
十分な Fe^{2+}
FeS
不溶性
土壌中に十分な Fe^{2+} があれば H_2S が FeS に変化するので H_2S の被害なし
老朽化していない水田
秋落ち現象の発生＝根への傷害作用
H_2S
SO_4^{2-}
還元（硫酸還元菌）
Fe^{2+} が十分ないので H_2S が残存
もともと Fe を十分含まない，あるいは，砂質で透水性がよく Fe^{2+} が溶脱しやすい土壌
老朽化水田

逆に、硝酸態窒素を窒素に変える働きを持つ土壌微生物として、脱窒菌が存在する。この脱窒菌は、窒素肥料成分をガス化して逃してしまう。特に湛水期の水田は、嫌気的な環境であることから活発に増殖、ガス化し、施肥した窒素の約半分が失われているという報告がある。また過剰に肥料を投入した水田などからは、硝酸態窒素が地下水や河川を経由して湖沼や海洋に流入し、富栄養化の一因にもなっている。脱窒については、微生物の分類群に偏りがなく、様々な菌群が関与している。

さらに2020年頃に窒素を鉄還元菌が利用して、アンモニウムに変換する土壌菌が発見された。水田の湛水期の表層の土壌の色は、好気的な環境になっていて鉄が酸化され（酸化鉄）赤褐色をしているが、その下は、嫌気的な環境になっていて鉄が還元され（還元鉄）暗青色をしている。酸素の代わりに鉄を利用して呼吸する鉄還元菌である Anaromyxobacter 属や Geobacter 属などが、窒素固定能を有していることが判ってきており、主要な役割を補っている。（図18参照）

窒素循環にかかわる硝化菌や脱窒菌などのバランスをうまくコントロールする手立てを見つけることが、農業上も環境上も重要である。

他にも、還元に関与する土壌微生物が存在する。1960年代までは、水田では窒素肥料として安価な「硫安アンモニウム」が多用されていた。すると、初夏までは順調に発育していたイネが、特に暑い年の成熟期に突然発育不良を起こし減収になり、ひどい場合には枯死してしまう現象が多発した。これを「秋落ち」といい、その原因は、硫化水素の発生によるイネの根の障害であった。窒素肥料として硫安が使用されると、硫酸還元菌という土壌菌が酸素のない嫌気的な環境で、硫酸イオンを硫化水素に変えて増殖する。水田では夏に還元層が発達し、硫酸還元菌の活動が活発になって硫化水素が発生、稲の根に障害を与える。このとき、土壌中に大量の鉄分があると、硫化水素と鉄が結合して硫化鉄となり、土壌が黒色となるが硫化水素の害はない。硫酸還元菌には、Desulfotomaculum 属、Desulfovibrio 属などが知られている。

5　ミネラルの循環

リンは細胞の増殖や植物の光合成などの代謝過程に必要なエネルギーを供給、ＤＮＡ、

図19　土壌におけるリンの動態

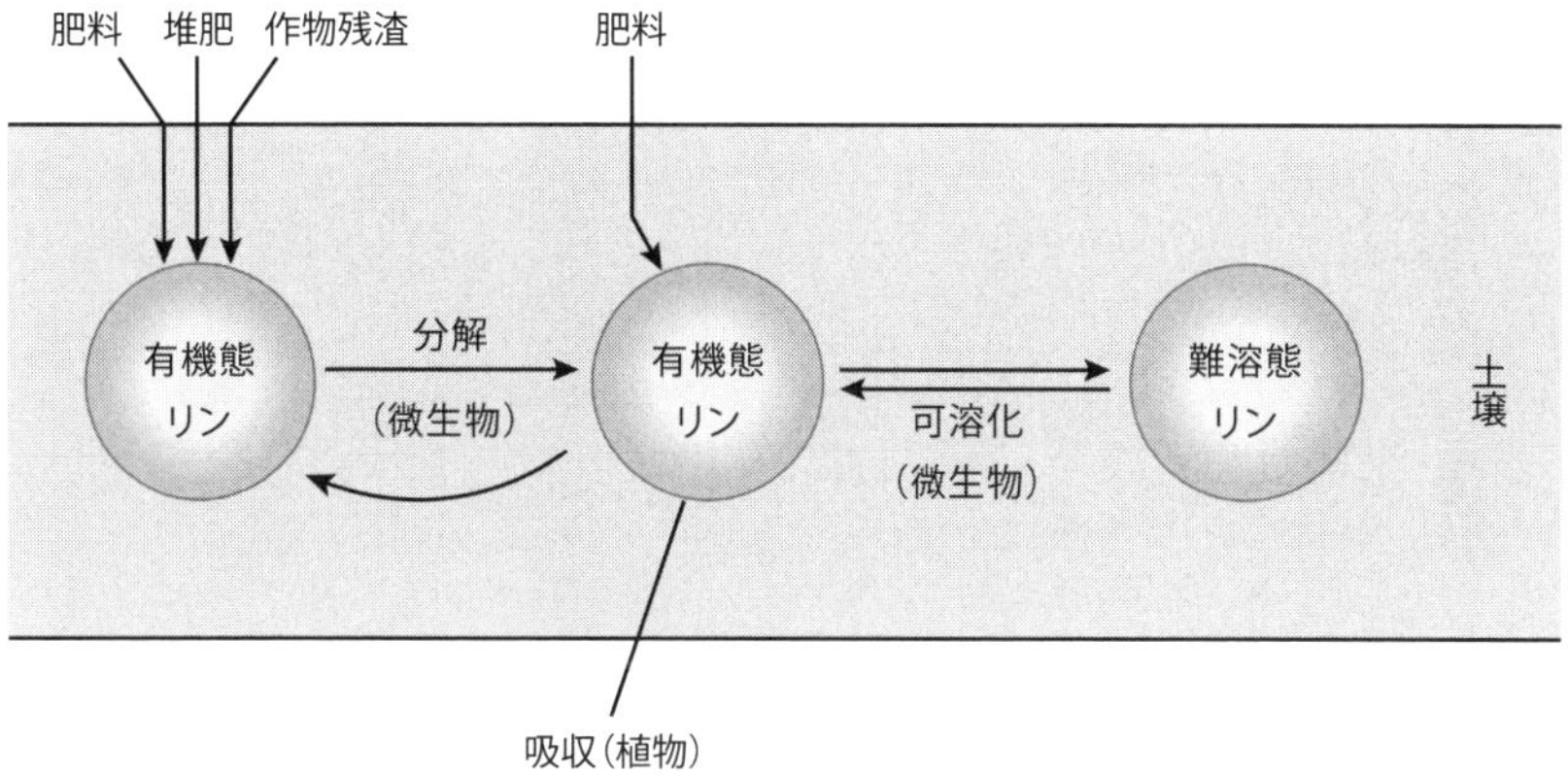

RNA、細胞膜などの生命プロセスに不可欠な要素で、植物の結実を促進したり、根の伸長、発芽をよくする働きをしたりするので、農業において重要である。（図19参照）

土壌中のリンは、不溶性のリン鉱物として存在し、植物は吸収できない。不溶性のリン鉱物を可溶性のリン酸に変換することで、植物が吸収、利用することができる。

これらの変換に寄与する土壌微生物には、細菌や菌類など様々な分類群の微生物が存在する。後述するアーバスキュラー菌根菌も貢献することが判かってきた。

カリウムは、植物体内でカリウムイオンとして存在し、葉で作られた炭水化物を根に輸送し、根の発育を促したり、病気などに対する抵抗力を高める働きをする。

植物のカリウム獲得において、土壌微生物との直接的な共生や関与は知られていないが、土壌微生物は、細胞内に水溶性のカリウムを貯めており、その土壌微生物の死骸が植物の重要な養分になることが知られている。

6　有機農法における土壌微生物の活用

窒素循環やリン循環の重要性について述べてきたが、稲にはマメ科植物のような根粒菌はない。その代わり、稲にはアーバスキュラー菌根菌（菌類）が共生している。（57頁図10参照）

アーバスキュラー菌根菌は、根の延長のような形で菌根を作り、根が届かない広い範囲からリンや水分を吸収し、根を介して稲に供給する。代わりに、稲からは光合成で生産された糖分などを得て、生命活動のエネルギー源として利用している。アーバスキュラー菌根菌は、純粋培養が難しいことが知られていたが、近年、単独培養が成功し、現在資材化

図 20　メタン生成のメカニズムとメタン排出量の内訳

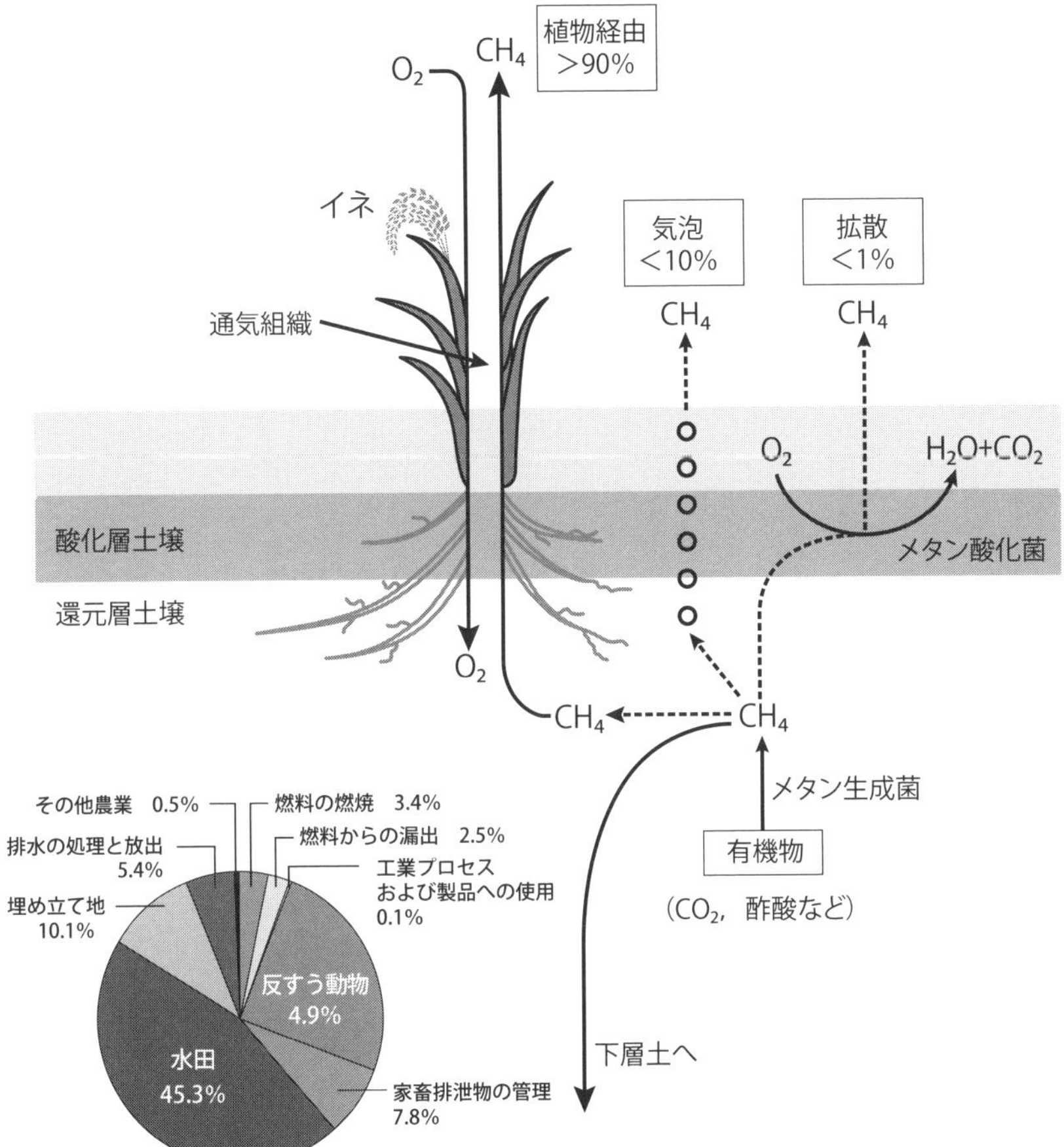

2018 年のメタン排出量は約 2990 万トンで、温室効果ガス総排出量の 2.4%を占める。

に向けて研究が進められている。

メタンガスは、地球温暖化の原因物質として注目を集めている。メタンガスの温室効果は二酸化炭素の25倍もある。牛のゲップ中にメタンガスが多いことは知られていたが、水田からの発生量もおなじくらいある。水田土壌には、メタン生成菌が存在し、特に湛水中に嫌気条件下で稲わらなどの有機物を餌にメタン生成菌が活性化し、大量のメタンガスを発生させる。（図20参照）

水田のメタン生成菌には、Methanosarcina 属、Methanobacterium 属およびMethanobrevibacter 属、Methanothrix 属などが知られている。

メタンガスの発生を抑制する方法として、収穫後の稲わらの土壌内へのすき込みを止めること、湛水中に中干しをすること、鉄を散布することが有効と報告されている。

環境への影響を考慮した持続可能な農業への移行は、私たちの現在と将来において、不可欠なアプローチである。特に、土壌微生物は、自然と共生する農法への転換における重要な鍵になるだろう。自然と共生する農法における土壌微生物の活用は、生産性の低下を改善し、害虫や病害などの被害を抑制する効果が期待される。しかし、土壌中の個々の微生物がどのように機能しているか、土壌の生態系においてどのような相互関連があるのかについては未解明な部分も多く、稲作への利用は満足いく段階にない。

土壌微生物はその管理とバランスを保つことが難しく、適切な技術と知識が必要である。また、土壌微生物を用いた自然と共生する農法は、効果が現れるまでに時間がかかり、直ぐに結果が期待できない。課題の克服を目指し、さらなる研究と開発が求められる。

土壌微生物を利用した稲作を行うためには、異なる地域、地質、気候、そして水田に用いる水など様々な側面を考慮し、地域単位や水田単位で対照区を用いたアプローチで生産性や発病率などを比較していく必要がある。

7 地球環境

土壌が地球環境にどのように関係してくるのであろうか。岩石しかなかった地球に土壌が現れたのは、微生物の発生があったからだ。

ＳＤＧｓによって国際的にアグリビジネスが展開されるようになってきたが、資金の7割は海外に流出するという試算もあり、日本の米作りにどれだけ還元されるのか不明な点が多い[34]。また、地球温暖化対策が謳われたパリ協定もビジネスで起こっている地殻変動として捉える必要がある。パリ協定には、気温上昇を産業革命前に比べて2度未満に抑える、あるいは１・５度未満にするという努力目標も加えられている。そのため、21世紀後半までに地球温暖化に影響を与える二酸化炭素、メタン、一酸化二窒素、フロンガスなどの温室効果ガスの排出量を実質的にゼロにすることが求められている。

農林水産省は、食料・農林水産業の生産力向上と、持続性の両立をイノベーションで実現するため、『みどりの食料、システム戦略～食料・農林水産業の生産力向上と持続性の両立をイノベーションで実現～』を策定した[35]。日本の農林水産省が２０５０年までに目指す姿として挙げたこれらの項目は、ＥＵの数値目標を参考にしているが、ハードルは高い。目標が細分化されすぎていて、大本の哲学的思想に欠けるのである。目指す姿として掲げられた①―④（後述）は、農業生産の根源的転換を必要とする。ここに挙げられた有機農業は定義に曖昧なところがあるが、禁止農薬や化学肥料、遺伝子組換え技術などを使用しないとしている点は評価できる。

8　みどりの食料システム戦略

『みどりの食料システム戦略』は、高齢化や生産者の減少により地域コミュニティが衰退していること、温暖化、大規模自然災害の頻発、コロナを契機とした供給体制の混乱、内食の拡大、ＳＤＧｓや環境への対応強化、国際ルールの策定に参画する必要がある、ということが課題にあげられた。

海外においてもＥＵではFarm to Fork（農場から食卓へ）戦略において２０３０年までに化学農業の使用およびリスクを50％減、有機農業を25％拡大とされ、米国でも農業イノベーションアジェンダにおいて、２０５０年までに農業生産量40％増加と環境フットプリント半減を目指している。

日本では２０５０年までに目指す姿として、①農林水産業の炭酸ガスゼロエミッション化の実現、②低リスク農業への転換、総合的な病害虫管理体系の確立・普及に加え、ネオニコチノイド系を含む従来の殺虫剤に代わる新規農業等の開発により化学農薬の使用量をリスク換算で50％低減、③輸入原料や化石燃料を原料とした化学肥料の使用量を30％低減、④耕地面積に占める有機農業の取り組み面積の割合を25％（100万ヘクタール）に拡大、⑤2030年に食品製造業の労働生産性を最低3割向上、⑥2030年までに食品企業における持続可能性に配慮した輸入原材料調達の実現を目指す、⑦エリートツリー等を林業用苗木の9割以上に拡大、⑧ニホンウナギ、クロマグロ等の養殖において人工種苗比率100％を実現、としている。

戦略的な取組方向として今後、「政策手法のグリーン化」を推進し、その社会的実装を実現するとある。これは2030年までに施策の支援対象を持続可能な食料・農林水産業を行うものに集中する。2040年までに技術開発の状況を踏まえつつ、補助事業についてカーボンニュートラルに対応することを目指す、とある。[34]

つまり補助金拡充や、環境負荷軽減メニューの充実とセットで、クロスコンプライアンス要件を充実しようとするものである。そのために地産地消エネルギーシステムの構築にむけて必要な規制を見直す、とある。田圃の用水などは、小規模水力発電として有用性が高い。

2021年9月には国連食料システムサミットが開かれたが、日本はアジアモンスーン地域の持続的な食料システムのモデルを打ち出し、国際ルール作りに参画することを表明した。期待される効果として、生産者・消費者が連携した健康的な日本型食生活、地域資源を活かした地域経済の循環、多様な人々が共生する地域社会をつくることで、国民の豊かな食生活、地域の雇用、所得増大を図ろうというものだ。

地球温暖化や気候変動が続いている中で、これらの目標を達成するには不退転の覚悟で立ち向かわねばならない[35]。

GENMAI EVIDENCE

05

米作りの文化

1　古事記とコメの伝来

日本で米作りがいつ始まったのか？　古事記の穀物起源神話によると、スサノオがオオゲツヒメを殺したところ、ヒメの身体から稲、大豆、小麦などが出てきたというくだりが、地上界に穀物がもたされた起源とされる。[36]（図21参照）古事記は7世紀に書かれているので風土記の記録を引用したのであろう。米とともに豆など他の穀類が同時に生まれたとある。

豆は東大寺の大仏開眼供養に来日した僧がもたらしたという説がある。いずれにせよ主要な穀物は、同じ頃に来たのであろうか？　米はアマテラス大神と関係が深い。アマテラス大神にお仕えする皇女を、「斎王《さいおう》」といい、そのお住まいを「斎館《さいかん》」という。「初代」のヤマトヒメの命は、第十一代・垂仁天皇の皇女である。ヤマトヒメというのは、きわめて長命なので世襲の名前かもしれない。ヤマトヒメの命は、神宮のお祭りのための、さまざまな制度や規則を、次々と整えた（『皇大神宮儀式帳』『倭姫命世記』）。

図 21　古事記における穀物起源神話

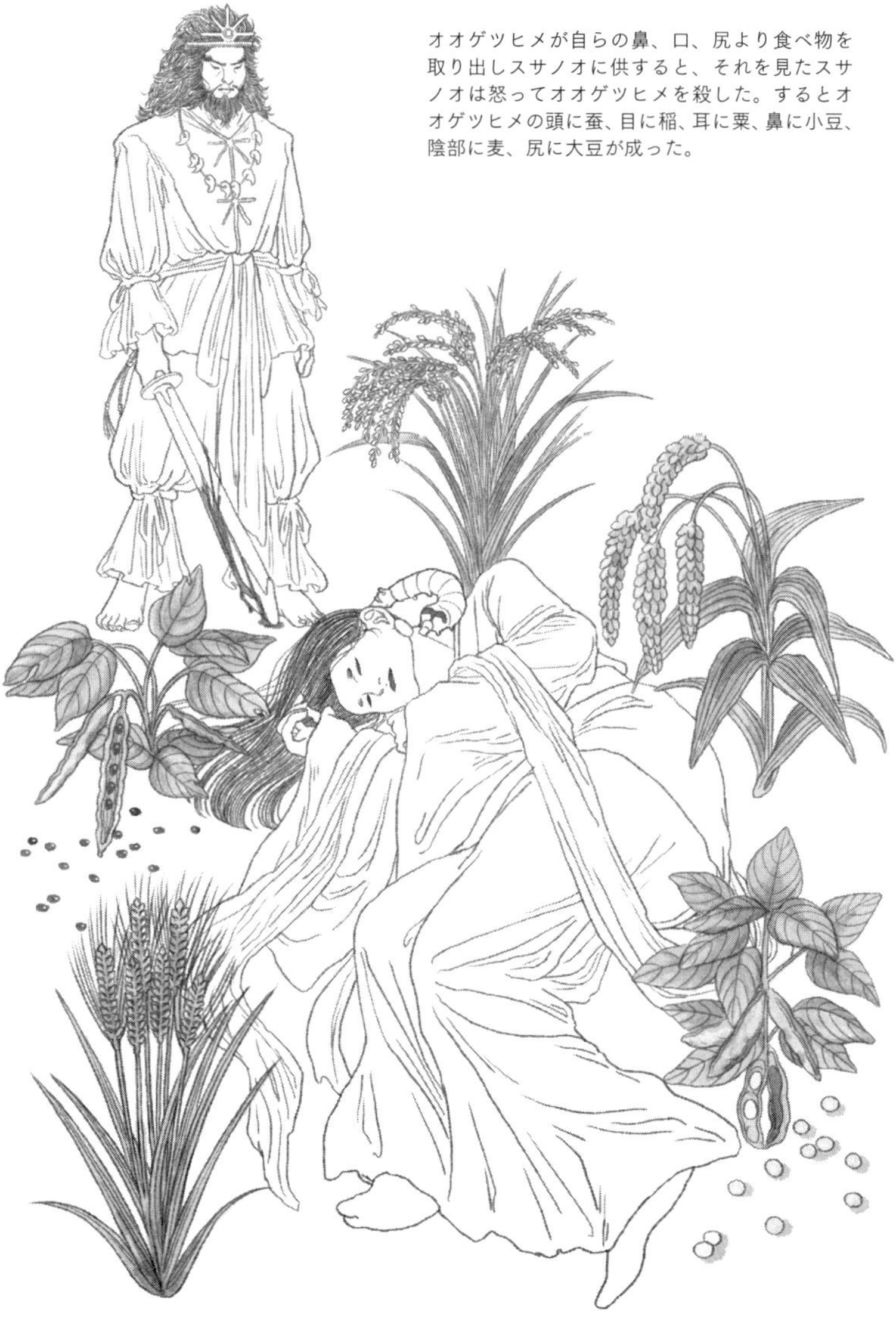

オオゲツヒメが自らの鼻、口、尻より食べ物を取り出しスサノオに供すると、それを見たスサノオは怒ってオオゲツヒメを殺した。するとオオゲツヒメの頭に蚕、目に稲、耳に粟、鼻に小豆、陰部に麦、尻に大豆が成った。

雄略天皇の時代に伊勢の「山田が原」に、トヨウケの大神（トユケの大神）が、ご鎮座された。ある時、雄略天皇の夢に、アマテラス大神があらわれて、

「ただ独りでいるのは、とても苦しいし、心安らかに食事をすることもままならないので、丹波国の比治真奈井《ひじのまない》にいる、私の食事の神であるトヨウケの大神を、近くにお迎えしたいと思う」。そこでトヨウケの大神をお迎えして、お宮を建てて、お祭りすることとなった。

それが今の「外宮」になる。とにかく米作りはこのように神聖視され、寺社や貴族の荘園でも中心的作物になったのであろう。

日本の栽培稲はジャポニカであるが、これがどこからどのように伝わったのかには諸説がある。[19]その起源地は、インドシナ・中国雲南地域であるとして、そこから揚子江（長江）を下り、華中の大湖付近に伝わり（揚子江系列）、そこから一つは海路を経て日本に伝播したという説（直接渡来説）と、華中から北上して朝鮮半島を経由して伝わったという説（間接渡来説）の二つがある。これとは全く別に、華南地域よりの海上ルート説（南方渡来説）、なども考えられている。歴史の中で、いつ頃、どんな稲が日本に伝わってきたかについても諸説がある。遺跡や土器の中の稲・籾の調査と考古学的な研究から、縄文晩期頃、少なくとも２３００年以上前に伝わったものと言われている。しかし、縄文人はなかなか稲作りを許容しなかったようである。採集生活に満足し、労働時間が長く集団

行動が要求される稲作は、嫌われたかも知れない。静岡の登呂遺跡は稲作初期の村の形を現代に伝えている。田圃も畦《あぜ》や用水など高い技術を示している。

鎌倉時代、戦国時代、徳川時代と武家政権が成立すると武士の俸給は石高で示されるようになった。幕府は俵に詰める玄米の量を、1俵を3斗5升、100俵を35石という基準に定めていた。10万石というと3000俵弱になる。一人扶持《いちにんぶち》は1日あたり玄米5合、年間で1石7斗7升になる。

農林水産省が1989年から推進した『スーパーライス計画』以降、各地の農業試験場で生み出された育成品種の数は多い。このような近年作られた育成品種は古代そのままの米ではないが、在来品種が縄文・弥生時代そのままの品種であるという確証もない。

赤米に含まれるタンニン系の色素、黒米に含まれるアントシアニン系の色素、緑米に含まれるクロロフィル系の色素には機能性成分として期待されているが、健康に良いというエビデンスはない。黒米はビタミンCや、銅・亜鉛・マンガン等のミネラルを多く含むため健康に良いと標榜される。香米には目立った効能は発見されていない。

海外では、ジャポニカ種（日本型、短粒種）、インディカ種（インド型、長粒種）、ジャバニカ種（ジャワ型、大粒種）の赤米、黒米、緑米をすべてWild riceとして売られている。北米大陸の近縁種（Z.aquatica、アメリカマコモ）の種子は古くから穀物として食用とされており、今日もワイルドライスの名で利用されている。

従来、アジアの稲は日本型イネ（ジャポニカ）と、インド型イネ（インディカ）に分類されていた。その後、遺伝子型の研究が進み、現在では6つの品種群に分けられる。（表6参照）日本で栽培されているイネは温帯ジャポニカで短粒種とも言われ、玄米は短く丸みを帯びている。ジャワ型（熱帯日本型）やインド型の玄米は長く大きい。分力や一株の茎数、穂数、草丈、低温に対する抵抗性、耐病虫遺伝子などが異なり、今後の気象変動などに備える貴重な遺伝子資源といえる。

2　新嘗《にいなめ》祭と神嘗《かんなめ》祭

11月23日（陰暦11月の中の卯《う》の日）に、天皇が新穀を天地の神に備え、自らもこれを食する祭事。太陰太陽暦（旧暦）の時代には、11月の「2番目の卯の日」が新嘗祭の日と定められていた。宮中にある「神嘉殿《しんかでん》」の中に神座・御座《みくら》を設けて、日が暮れた頃と明け方

表６　遺伝子型の違いによるアジアイネの品種群

分類群	品種・特徴
第１群	秈イネ(中国)やチュレ(tjereh、東南アジア島嶼部)などの典型的なインド型イネ。極めて多くの品種がある。タイの香り米品種で輸出米の主力である「K hao Dawk Mali 105」、アマン(aman)(インド、バングラデシュ)、「低脚鳥尖」(台湾)、「Latisail」(インド)、「Tjina」(インドネシア)など育種素材に使われた品種も含まれ、今日の改良インド型イネ品種の大半が含まれる。
第２群	アウス(aus)(インド、バングラデシュ)、ボロ(boro)が含まれる。 耐干性を有する「N22」(インド)、耐暑性を有する「Dular」(インド)、冠水抵抗性を有する「FR13A」(インド)、耐塩性を有する「J hona349」(インド)などが環境耐性の遺伝資源として使われる。
第３群	アマン(aman)の浮きイネ(インド、バングラデシュ)が含まれる。 小さな群であるが、「Laki」「Aswina」「Goai(Gowai)」などの浮きイネ品種が含まれる。
第４群	バングラデシュの特異な浮きイネ品種群であるラヤダ(Rayada)に代表される。 基本栄養生長性が大きく、収穫直後に播種されることから種子は休眠性がない。
第５群	インドから中東にかけて分布する群で、群としては大きくないが、もっとも良質とされる香り米「Basmati」(インド、パキスタン)、「Sadri」(イラン)など、経済的価値の高い品種も多い。一部のアマン(aman)も含まれる。
第６群	すべての日本型イネを含む。温帯日本型(中国、朝鮮半島、日本)、熱帯日本型(東南アジア、中東、マダガスカル)を含む。他の群に比べて耐冷性や低温発芽性を有する。熱帯日本型には耐干性、不良土壌耐性、高親和性を有する品種も多い。

の頃との二度、天照大御神《アマテラスオオミカミ》と天神地祇《テンジンチギ》（全ての神々）に神膳をお供えする。
この時、天皇陛下自らが、その年の新穀で作られた食事をお供えし、自らも食事をともにされる。そして朝になると、お召し物を替えて再び神様にお食事をお供えし、ご奉仕なされる。神様と食事をともにされるのは、天皇陛下だけができることで、新穀で神様をもてなすと同時に、天皇陛下自らも新穀を食すことによって新たなる力を得、次の年の豊穣を約束する行事、それが新嘗祭である。

10月に伊勢神宮で行われる神嘗祭は、天皇陛下がその年に収穫された新穀を伊勢神宮の天照大御神に捧げて、五穀豊穣に感謝するお祭りである。当日、天皇陛下は賢所《かしこどころ》に新穀をお供えになるとともに、皇居の神嘉殿から伊勢神宮をご遙拝になられる。

つまり新嘗祭は、天皇陛下が皇居で神々を新穀でもてなすと同時に、食事をともにする儀式。一方神嘗祭は、天皇陛下が新穀を伊勢神宮の天照大御神にお捧げになる儀式という違いがある。新嘗祭とは、短くまとめると「その年の収穫の恵みを神様に感謝するお祭り」だが、単に五穀豊穣に感謝するだけに留まらず、種籾の選定や田圃の土壌作りから収穫に至るまで、関わる多くの人たちの働きがあっての豊作なので、その労働にも感謝しつつ、神様の恵みに感謝するお祭りだと言える。「生きた食材」の有り難さを忘れないようにしなければならない。新嘗祭を機に、その有り難みを噛みしめたい。

米作りには集団作業が必要である。メディカルライス協会は神嘗祭を支援していて、

写真６　神嘗祭の模様

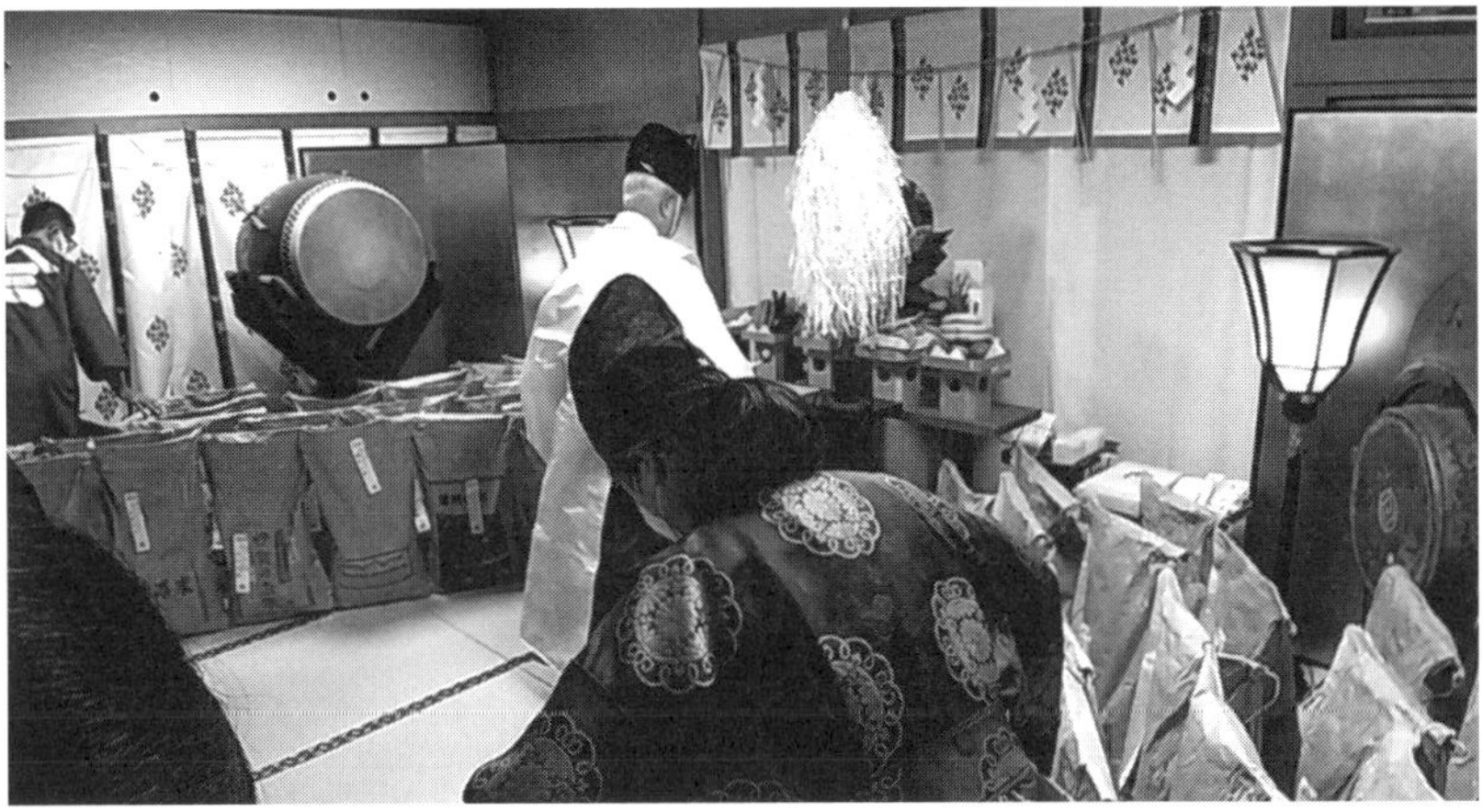

東京大神宮や戸越八幡神社への奉納に優れた米を推薦している。(写真6参照)

ちなみに新嘗祭がなぜ勤労感謝の日になったのか。１９４５年、日本が戦争に負けた後、日本国内ではＧＨＱによる日本弱体化政策が始まる。ＧＨＱは占領下のもと、靖国神社と多摩の氷川神社を視察し、必ずしも国家神道とは言えない、ということで神社の存続が認められたという。そこで制定されたのが現在の勤労感謝の日。しかし、この経緯により、新嘗祭・神嘗祭は徐々に影を潜めてきた。[37][38]

3　各地の祭り

節分、彼岸（先祖を敬い感謝しておはぎやだんご）、正月（歳神様に鏡餅、雑煮）、奥能登の「あえのこと」（12月から2月まで〝田の神様〟を招き入れ地元で採れた食材でもてなす）。

収穫を祝う習慣は各地の農村に残っている。米は霊的な力をもつと考えられていた。古代の宮廷では、皇太子の天皇即位式にイネの初穂を神に供え、その霊力により、天皇の霊魂の再生と復活を祈願する国家的な大嘗祭《だいじょうさい》の儀式も行われた。米の霊的な力は、あらゆる悪霊を追い払えると考えられ、そうした観念は、神仏の前で米を撒いたり、出産の際に女性がこもる産屋に米を撒いて清めたりする習慣として、今日まで残っている。同様に、餅や節分の豆撒きも悪霊祓いの意味がある。米は神聖であり、特別に霊的な力を持つという信仰が古代からあった。

こうした収穫の不安定さや自然の脅威をやわらげ、一方では豊作を祈願するために、古くから稲作に関わるさまざまな儀礼的な営みや祭りが行われてきた。その中で最も中心的な役割を果たしていたのが、田の神やイネの霊にたいする信仰である。すでに古代から稲《いな》霊《だま》あるいは穀神に関する信仰があり、イネに宿った精霊は米倉で年をとり人びとのもとを来訪する。この稲霊が人びとの先祖霊だと考えられていた。稲作の豊饒をもたらす神は田の神として一般に知られ、えびすや大黒とみなす地域もある。

水稲耕作は、播種、苗代作り、田植え、除草、虫除け、収穫といった一連の農作業サイクルからなっており、各々の過程ごとに応じた儀礼や祭りが行われた。例えば小正月（1月15日）、豊作を占う東北地方の田植踊り（特に青森県、八戸のえんぶりは有名）、田植えのさいの田植歌（広島の囃子田）、収穫の際の初穂を供えて豊作を田の神に感謝する収穫祭（全国各地の秋祭り）などである。このうち、田植えの時のお囃子や歌が芸能となったのが田楽《でんがく》で、古代から中世にかけては芸能集団として活躍する人びともいた。

米をお茶碗1杯分作るのに、水が容量でその3000倍も必要であることからも判るように、米作りにとって水を十分に供給することは死活問題であった。そのため、水不足を解消するための雨乞い儀礼が全国各地で行われた。日照りをもたらした悪霊を追放するための念仏踊り、太鼓やカネを鳴らして雷を呼ぶ雨乞い踊りも広く行われ、なかには芸能

写真７　匝瑳市圃場で行われた豊作祈願の模様

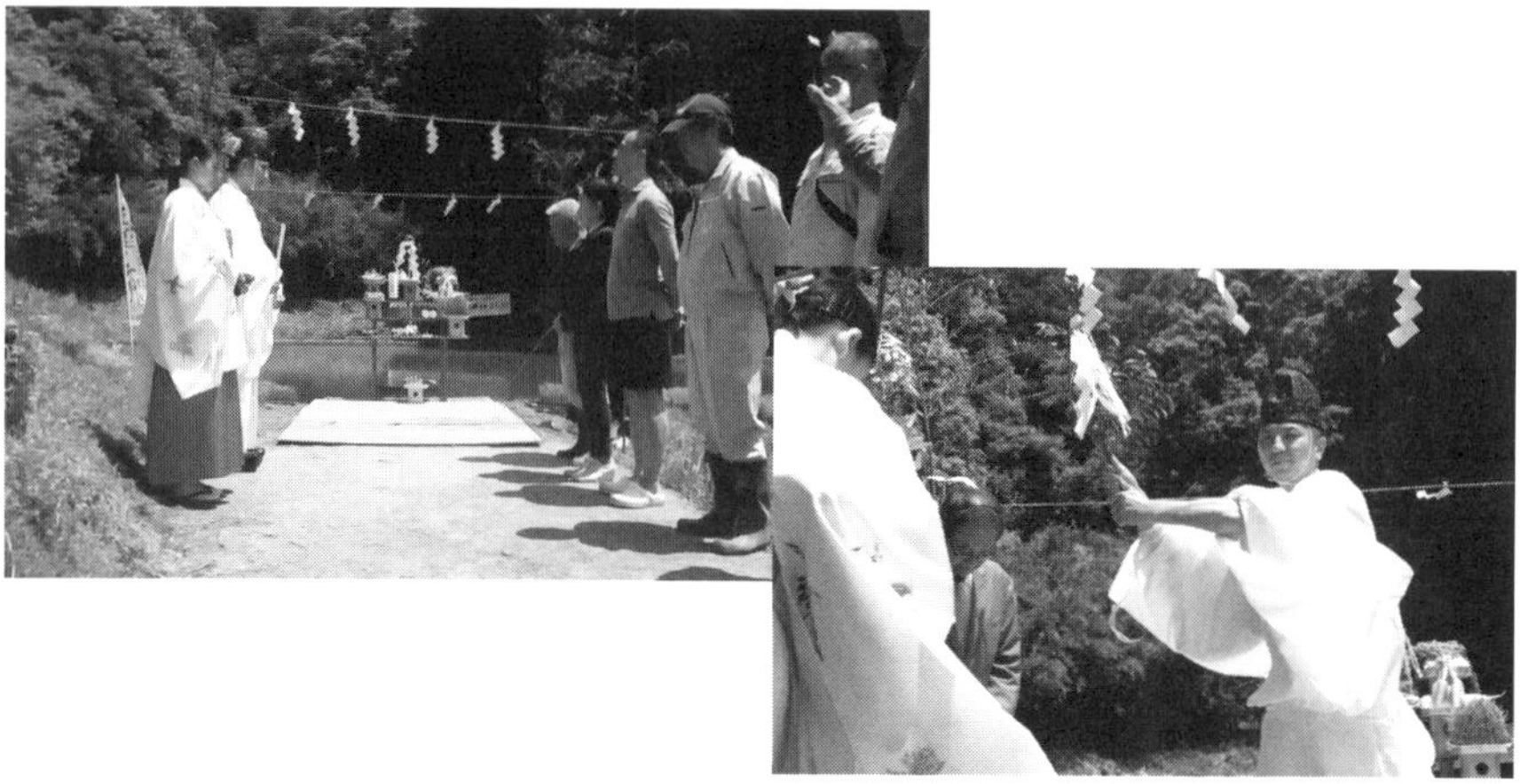

化したもののある。また、病虫害をなくすため、虫の霊をワラ人形にうつし、焼いたり川に捨てたりする虫送りの祭りも夏の夜に行われた。

小正月は、稲作儀礼が年中行事化したなかで最も重要なもののひとつである。お粥でその年の豊作を占ったり（かゆうら）、粥をかきまぜた棒を田の神として保存し、苗代にお守りとして使ったり、田植えのまねをすることもあった。このほか、現在でも全国各地でイネの豊作祈願と関連した祭りや民謡、踊りがいろいろ行われている。（写真７参照）

4 食育・学校給食

日本人にパンが普及したのは戦後の給食にパン食が採用されたから、という説がある。戦後70年経つと、コッペパンと脱脂ミルクの給食を覚えている人も少なくなった。学校給食にコメ食を、というのは関係者の悲願であった。バケツ稲を育てるのもコメに親しむ機会となった。

平成17（2005）年6月10日、食育によって国民が生涯にわたって健全な心身を培い、豊かな人間性を育むことを目的とする「食育基本法」が成立した。[9][39]

食育基本法は前文では、「二十一世紀における我が国の発展のためには、子どもたちが健全な心と身体を培い、未来や国際社会に向かって羽ばたくことができるようにするとともに、すべての国民が心身の健康を確保し、生涯にわたって生き生きと暮らすことができるようにすることが大切である」とある。

この法律は国家百年の計の礎になる可能性を秘めている。小さな政府、地方の時代、スローフードの時代、などのイメージを具象化しようというものである。

第七条には、「食育は、我が国の伝統のある優れた食文化、地域の特性を生かした食生活、環境と調和のとれた食料の生産とその消費等に配慮し、我が国の食料の需要及び供給の状況について国民の理解を深めるとともに、食料の生産者と消費者との交流等を図ることにより、農山漁村の活性化と我が国の食料自給率の向上に資するよう、推進されなければならない」とある（伝統的な食文化、環境と調和した生産等への配意及び農山漁村の活性化と食料自給率の向上への貢献）。

今後の問題として、農林水産省の地産地消、自給率向上と、文部科学省の栄養教諭の普及及び厚生労働省の健康日本21や健康フロンティアなど、省庁別の課題が他の関連する分野も巻き込んで、全国協議会のような国民的な運動に発展できるかどうかである。幸い、地域によってはファームの活動や、食生活改善普及員による保育園や小学校での料理指導など、ボランティアの参加により、子どもたちが食を学ぶ機会は増えている。

給食の時間は食育を行うのに適している。子どもから親への影響も期待できる。学校において食育を推進するために栄養教諭制度が導入された。学校給食を活用して栄養や食事に関して指導教育し、「食に関する望ましい習慣や自己管理能力」を身に付けさせるとともに、他の教科、家庭、地域社会とも連携して食に関する啓発を行うことである。

食育は生涯を通じた健康維持、という成人への食育も含まれる。社会経済情勢がめまぐるしく変化し、日々忙しい生活を送る中で、人々は、毎日の「食」の大切さを忘れがちである。国民の食生活においては、栄養の偏り、不規則な食事、肥満や生活習慣病の増加、過度の痩身志向などの問題に加え、新たな「食」の安全上の問題や「食」の海外への依存の問題が生じており、「食」に関する情報が社会に氾濫する中で、人々は食生活の改善の面からも安全の確保の面からも、自ら「食」のあり方を学ぶことが求められている。

栄養指導をする者にあっては栄養素摂取基準の意味するところをよく理解して指導にあたってほしい。栄養指導の初歩的な失敗は、ある基準を個人におしつけることで、本人がやる気をなくしたり、寄り付かなくなることである。

GENMAI EVIDENCE

06

日本のお米の未来を担う

第6章では、メディカルライス協会と共に米作りに挑戦する日本各地の篤農家を紹介する。さまざまなキャリアとバックグラウンドを持ち、農家になった人たちが、その土地にあった品種の米を栽培する。そんな“米作りに情熱を注ぐ方々”の想いを読んでいただき、あらためて日本人の主食である米について考えるきっかけになればこんなにも嬉しいことはない。

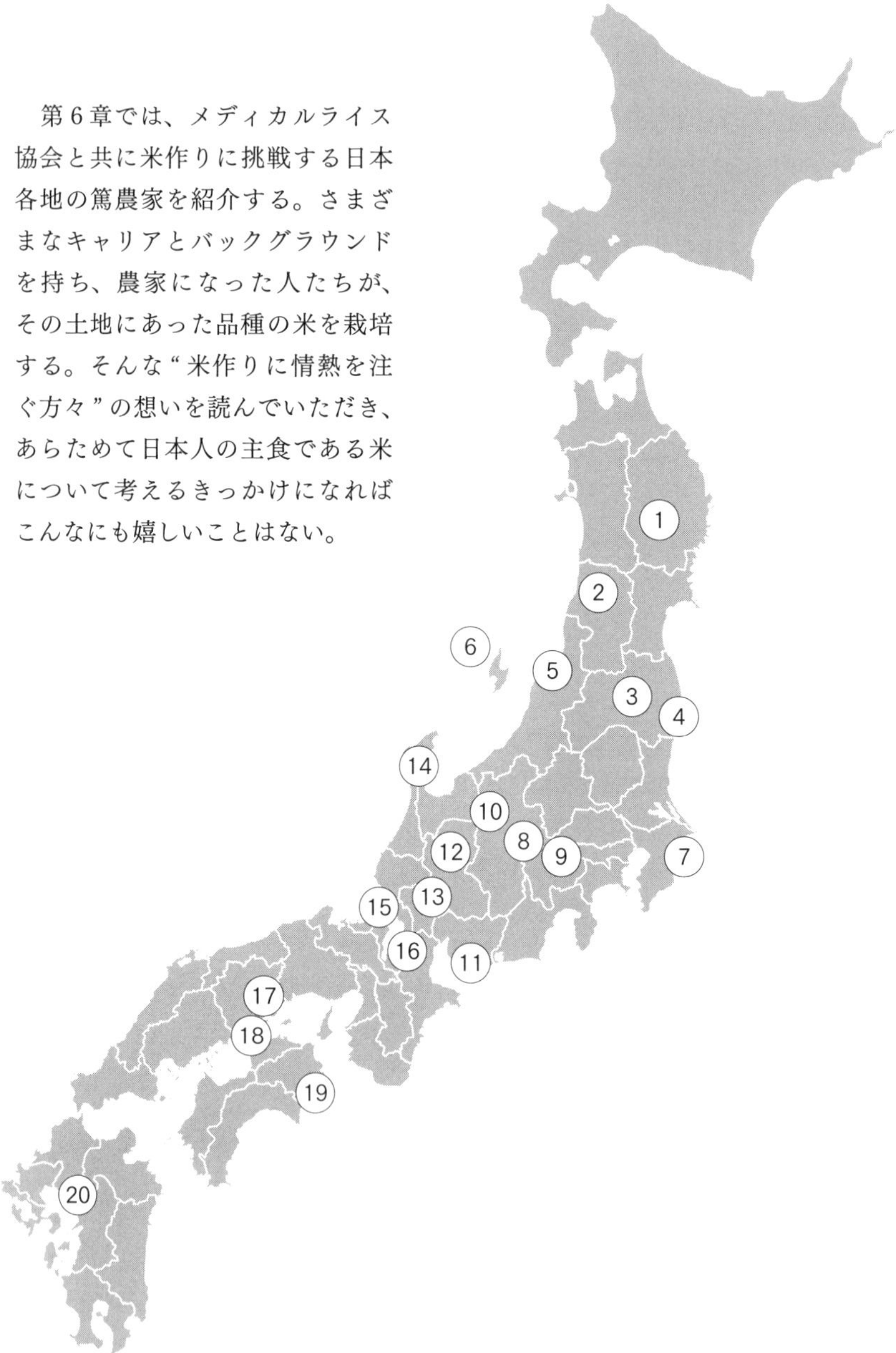

Medical Rice の仲間たち

1. 八重樫哲哉（NPO 法人東北どまんなか） 岩手県北上市
2. 板垣弘志（出羽弥兵衛） 山形県鶴岡市
3. 薄井勝利（薄井農園） 福島県須賀川市
4. 田代孝（田代ファーム） 福島県双葉郡大熊町
5. 佐藤正（正すの実®） 新潟県胎内市
6. 佐々木邦基 新潟県佐渡市
7. 伊藤秀雄（アグリ匝瑳） 千葉県匝瑳市
8. 山野洋輝（アルソア慧央グループ） 山梨県北杜市小淵沢
9. 高瀬弘樹（高瀬さん家の 48） 山梨県北杜市須玉町
10. 小林正樹（Mack・Farming） 長野県安曇野市
11. 羽佐田辰也（羽佐田トラクター） 愛知県西尾市
12. 今井隆（龍の瞳®） 岐阜県下呂市
13. 奥村知己（主穂営農） 岐阜県岐阜市柳津町
14. 小澤善昭（能登・米道楽匠） 石川県七尾市
15. 鳥羽広昇（グランファーム） 福井県三方郡美浜町
16. 鍛冶政男（愛郷米生産組合協議会） 滋賀県野洲市
17. 竹本昌利（小幸農園） 岡山県岡山市東区
18. 田中信多（千の恵 たなか農園） 岡山県岡山市東区
19. 山田孝治 徳島県海部郡海陽町
20. 原本一良（堆肥工房大地） 熊本県玉名郡

- 松尾真奈（農林水産省・千葉県農林水産部）

File.01

兼業農家の新たな生き方を提示

八重樫哲哉（NPO 法人東北どまんなか）　岩手県北上市

農家も経営者も NPO 法人も楽しむ

農家としては私で 9 代目になります。ただ、祖父も父も専業ではなく兼業農家だったこともあり、私もメーカーに勤務しながら休みの日に米作りを行う生活を続けてきました。その後、今から 12 年前に独立して「八重樫商事」を設立。実際のところ、サラリーマンをしながら農業も同じくらい力を入れることは非常に難しいのですが、自分で会社を興した場合は、そのどちらも楽しみながらやっていけるものです。むしろ私は農閑期の方が忙しいくらい。一般的な農閑期は自分で「ソフト部門」と呼んでいて、お米の販売促進やプロモーション、農産物検査員や米・食味鑑定士としての業務や、講演活動を行います（お米作りは「ハード部門」と呼んでいます）。

本格的に農業をはじめたのは自ら会社を興してから。そこから米作りを勉強しながら稲作を行い、2016 年には「米・食味分析鑑定コンクール」の存在を知り、初めて「ひとめぼれ」を出品してみました。それが金賞を受賞したことで、もっとお米作りを勉強したいと思うように。いまは「銀河のしずく」「ひとめぼれ」「ミルキークイーン」の三品種を栽培していますが、3 年ほど前からそれらの新米を独自比率で配合したブレンド米も販売しています。

そして、2018 年 9 月には「NPO 法人東北どまんなか」を 12 人の農家仲間と一緒に設立しました。岩手県北上市を、お米を通して全国に発信して盛り上げていく。忙しいですけれど、他の世界を見ながら農業に力を注ぐのも、本当に楽しいものですよ。

八重樫哲哉　Yaegashi Tetsuya
9 代目米農家としてお米をつくるかたわら、自ら興した会社「八重樫商事」を経営する二刀流農家。2018 年には NPO 法人東北どまんなかを設立。

八重樫さんのお米について
・公式ホームページ　yaegashitetsuya-kome.stores.jp

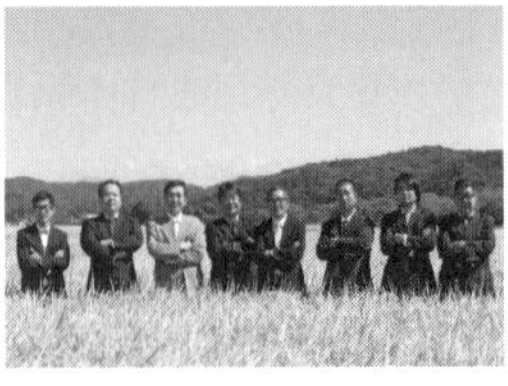

File.02

「農業は儲かる」の実現に向けて

板垣弘志（出羽弥兵衛株式会社） 山形県鶴岡市

米どころで20年以上も有機栽培

私は、文政10年（西暦1840年頃）に創業した出羽弥兵衛の15代目になります。自社ブランド米「JAS認定有機栽培 つや姫 十五代目弥兵衛の米」をはじめ、農作物や加工品の生産から販売まで一貫して行っていることが私たちの特長です。私は、日本では有機という言葉すら今のように浸透していなかった23年前に有機栽培をはじめました。自分が農薬に弱かったということもありますが、その根底には「安心・安全で美味しいお米をつくりたい」という想いがありました。出圃に与える肥料は、精米後の米ぬかに少々の水とカキ殻を加えた「米ぬかぼかし肥」を手作りしています。種のスペシャリスト・石井吉彦さんから「板垣くん、肥料は米ぬかを使っているなら使い続けたほうがいいよ」と後押ししてもらったことも大きいです。やはり、人が食べても美味しいものは、微生物が食べても美味しい。どうせなら微生物も美味しいものを食べられた方が喜んでくれるはずです。

日本の農業の未来のために投資も行いました。2025年秋までに100ヘクタール規模のライスセンターを計画しています。C社とF社と縁が生まれ、全店舗に「有機の餅」「特栽の餅」を卸すようになってから売り上げが3倍になったことでそれを注ぎ込みます。弊社の夢の一つは農業で10億円の売り上げを立てること。「農業ってこんなに儲かるの？」ということを、自分が先頭に立って伝えていく。結果、周りや若い世代に共感を呼び、共鳴を起こし、その想いを共有しながら、新しいステージを田舎につくる挑戦をしていきます。

板垣弘志　Itagaki Hiroshi
180年以上続く米農家で5名の正社員を雇用する農業法人「出羽弥兵衛株式会社」代表取締役。経営面積25ヘクタールのうち有機栽培を15ヘクタール、特別栽培を10ヘクタールで行う。

板垣さんのお米について
・公式ホームページ　organic-yahei.jp

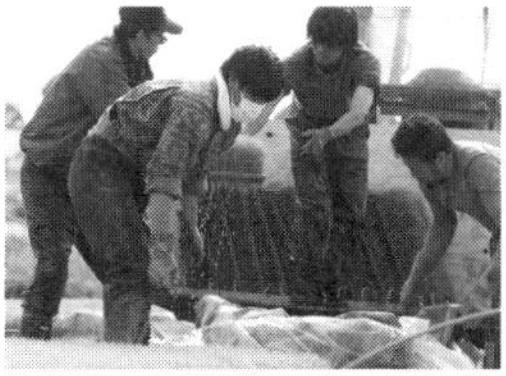

File.03

「薄井流疎植水中栽培」を考案

薄井勝利（薄井農園） 福島県須賀川市

すべては“健全健康”な稲づくりのために

私の米作りの根幹にあるものは「健全稲作」です。健全な稲作であれば、農薬は無用になって食味も良くなることから、これを貫いて作り続けています。その栽培法を「薄井流疎植水中栽培」と命名しました。昭和の時代、東北は３年に１度冷害に見舞われ、その都度、稲は「いもち病」にかかり、それを防ぐために試行錯誤した経験が薄井流へとつながっていきます。冷害の中で稲作をする場合、深く水をはって防ぐしかありません。そこで田圃を 30cm の深さで水を溜められるようにしたところ、稲自体が健全健康に育つことがわかり、この方法論をつきつめていきました。健全な稲作であれば農薬は無用になり安全安心、良食味となりました。

こだわったのが「疎植」です。一般の稲作であれば坪あたり 60 株から 70 株は植えるところを、私は 32 株しか植えません。栽培の基本である光合成能力を高くするため、環境をととのえてあげた結果がその株数です。健全な稲を育てるため通常の水田と比較して極端に深水をして稲と水田の力を活かし、疎植によって光合成の力を増していくのが「薄井流疎植水中栽培」の本質なのです。こうして冷害時の逆境を力に変えることで、薄井流は誕生しました。現在では稲の生長生理と栄養生理を組合わせ、より強固な健全健康稲作を実施中。加えて、完熟米を収穫することで私のお米は完成します。穂が出てから 60 日は刈らないで熟成させるのです。一般の農薬を使用した稲ではそこまでの日数はとても生きられません。これも、根がしっかりして光合成循環がととのっているからこそ可能になるものです。

薄井勝利　Usui Katsutoshi
1937 年生まれ。薄井農園 8 代目。高校卒業後から現在に至るまで農業に従事。百姓自ら研究を重ね、増収技術と安全安心、美味しさを確立していくことにロマンと誇りを持って生きる。現在 86 歳、現役継続中。

薄井さんのお米について
・公式ホームページ　farmusui.com

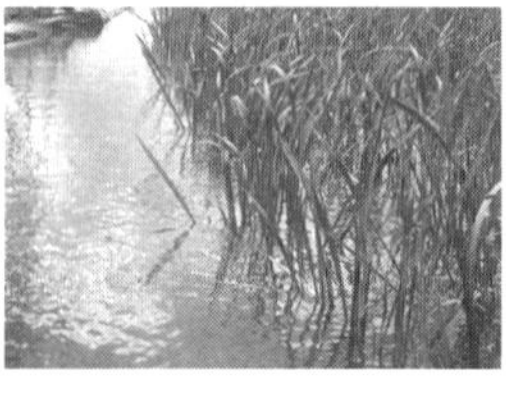

File.04

帰宅困難地域の営農再開を支える

田代孝（田代ファーム） 福島県双葉郡大熊町

大熊町から発信するメディカルライスが世界へ届く日

福島県双葉郡大熊町で「農業復興生産者募集選考」で選ばれ、令和4年4月に「田代ファーム」はスタートしました。熊本で米やイチゴの完全栽培を実践研究してきた私が大熊町にきたのは、被災地の農業復興が目的です。私の営農スタイルや国内外でのコンサルタント経験を、帰宅困難地域だった大熊町での営農再開に役立てたいと思ったのです。令和4年度は、10ヘクタールで稲作のテスト栽培を行いましたが、放射能や残留農薬は検出されませんでした。そして令和5年度の稲作はメディカルライス認証米に向けたテスト栽培を行い、メディカル基準でエビデンスを確認していただき、具体的な品質が見えたところで、本格的に水稲栽培がスタートする令和7年には20ヘクタールに増やす計画を立てています。

世界の農業は、“どれだけ効果があるか”が重視される「フードメディシンの時代」にシフトしていきます。そんな中で、農家はメディカルアグリカルチャーを想定した稲作を行っていく必要があります。私が考える“農家の本来あるべき姿”というものは、無差別に人類を救うことができるというものです。それは農業でないとできないものですし、農家に対する見方を転換させるものでもあります。私たちは逆境の中でどれだけエビデンスの高いものをつくることができるのかを挑戦している最中であり、その品質で医食同源や薬食同源を証明したいと考えています。それを実現することは、大熊町の風評被害の払拭にもつながっていくはずです。

田代孝　Tashiro Takashi
田代ファーム代表。農業をはじめて42年。農家にとって重要なことは「観察力と処方箋、手当と確認作業」と考え、植物のドクター的立場で現場に立つ農家であり続ける。現在は、将来を見据えて若手就農者の育成にも取り組む。

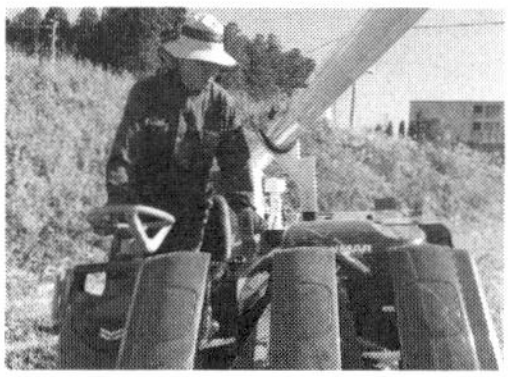

田代さんのお米について
・公式ホームページ　egplanning.jp

File.05

「草との共生」が稲作のモットー

佐藤正（正すの実®） 新潟県胎内市

心を込めて作った「正すの実®」を届けたい

新潟市から北へ車で1時間、海と山に囲まれた胎内市で「正すの実®」というお米を作っています。胎内とはアイヌ語で“清らかな川”を意味する「テイ・ナイ」に由来すると言われ、そんな水の恩恵を受けながら稲作に従事しています。自然農法でお米を作るようになったきっかけは、30年前に田圃からどぶ臭さを感じたことで、「何かを変えないといけない」と思ったから。当時から有機農法を実践し、有機JAS認証も取得していますが、自然農法の可能性を切り拓くチャレンジを行い、“自然に寄り添いながら人にも環境にもやさしい農業”を実践しています。

自然農法における私のモットーは「草との共生」です。ヒエ、オモダカ、コナギ、クログワイは稲作に影響を与える雑草ですが、この中でオモダカとコナギが生える田圃は稲作に適した土壌の性質があり、肥料なしでお米を作ることができます。私の田圃はコナギがたくさん生えるため、現在は土壌の力と雨の恩恵だけで稲を作っています。田植えをしたら収穫までは田圃の中には一切入りません。草取りもせず、除草剤の散布も行わず、稲と草の共生により、自然と一体になって育ってくれるのです。

「○○農法」というお米ではなく、心を込めて作った「正すの実®」を玄米で食べていただき、皆さんの身体と心を作っていただきたいと思っています。その一助になってほしいと、自宅を改装して2020年9月に「農家レストラン ひかり食堂」もオープンしました。

佐藤正　Sato Tadashi
正すの実代表。無農薬作家®。読み方は「さとうただす（ただしがなまって）」。自宅では正すの実の玄米ご飯が食べられる「ひかり食堂」を夫人の佐藤光子さんが営む。

佐藤さんのお米について
・公式ホームページ　tadasunomi.com

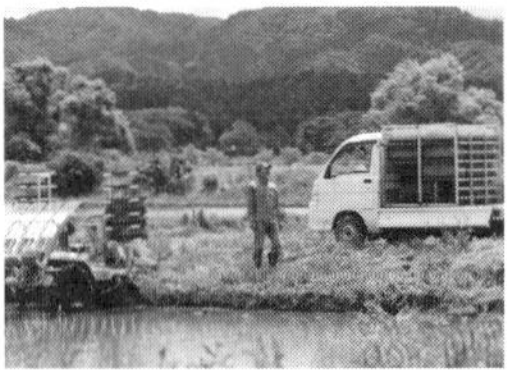

File.06

トキが来てくれる田圃を守っていく

佐々木邦基　新潟県佐渡市

トキの存在から有機農業へシフト

最高級産地の酒米を使い、日本屈指の杜氏が造った日本酒に感動したことで私の人生は変わりました。完全未経験で就農し、酒米を作って日本酒造りも行う生活がスタートしたのです。そして、私が現在の農法を選んだのは「トキ」がきっかけです。就農前年、中国からトキの夫婦が佐渡市に贈呈されました。人工増殖に成功し、トキを佐渡に放鳥するプロジェクトが開始されるのですが、そのためには田圃に餌があることが大前提。そこで「トキを野に放つ米作り」という勉強会が開催され、私も参加しました。島外から講師を招き、有機農法による米作りを学びました。講師の方が有機農法で育てた稲の根っこが付いた切り株を持参されたのですが、それが見たこともないくらい立派なものだったのです。「田圃に生きものがたくさんいて、こんな根を張る稲が育つなら自分もやってみよう」と決意したのです。

有機農業をはじめてから24年が経過し、自然栽培の田圃も増えてきました。一番のポイントになるのは「除草」ですが、佐渡では除草の効果的な方法論が確立できていませんでした。そんな折、佐渡市役所主催で“奇跡のリンゴ”木村秋則さんの講演が行われました。そこで木村さんの話に感銘を受けて、自分の田圃で木村さんのやり方を試しみたところ非常に効果が出たのです。近年ではそんな自然栽培の田圃が、学校の授業や週末を使った環境教育プログラムでたくさんの人が訪れて生きものについて学ぶ「環境教育の場所」にもなっています。

佐々木邦基　Sasaki Kunimoto
25歳の時に佐渡にUターンし酒蔵勤めと米作りを始める。現在は酒米を中心に4haの田圃を経営し、その内1.7haを無農薬・無化学肥料栽培や自然栽培で栽培。

佐々木さんのお米について
・紹介ページ　arigatogate.jp/journal/ 佐々木邦基

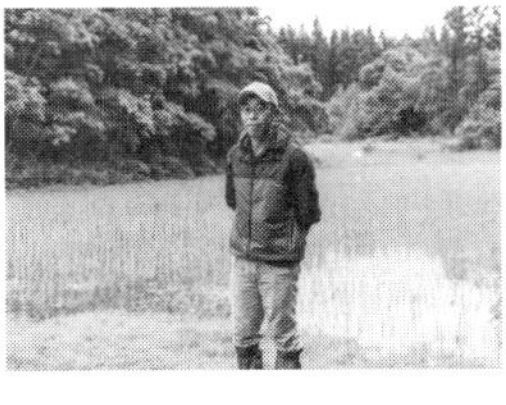

File.07

地域ブランド米の地位確立に努める

伊藤秀雄（株式会社アグリ匝瑳） 千葉県匝瑳市

「匝瑳の米」の価値を高め匝瑳市の認知向上

私がお米作りを行う千葉県匝瑳市は、肥沃な台地が特長で、九十九里浜の浜風が運んでくれる天然ミネラルが米作りに適しています。現在72歳の私自身は、19歳から就農し、のべ51回お米を作ってきました。その中で平成18年に「そうさの米研究会」が発足し仲間と共に地域農業を活性化するために安心・安全を追求して独自基準のもと米作りに励んでまいりました。そして、千葉県オリジナル品種「ふさこがね」の地域ブランドとして「匝瑳の舞」を立ち上げ、平成27年には「匝瑳の舞」の販売部門と生産部門を強化するため株式会社アグリ匝瑳を設立しました。炊きあがりはふっくら大粒、冷めても適度な硬さ甘さがある「匝瑳の舞」は、特別栽培米です。評価基準としては、千葉県認証の減農薬・減化学肥料栽培（ちばエコ栽培基準）を行い、さらに乾燥調製による選別として「網目2.0mm（千葉県は1.8mmの網目を使用）」「一等米」「整粒率80％以上」のクリアが条件。

「匝瑳の舞」は千葉県のお米では初めて伊勢神宮・外宮神楽殿に奉納しただけでなく、イタリアのサンマリノ共和国に、東日本大震災の犠牲者を追悼するために建立《こんりゅう》されたヨーロッパ初の神社「サンマリノ神社」の建立2周年参拝式典に招かれ匝瑳の舞を奉納しました。そして、令和元年の新嘗祭から東京の戸越八幡神社に奉納を行い、昨年には“東京のお伊勢さん”として親しまれている東京大神宮にも奉納し、匝瑳市を知ってもらう契機となりました。このような活動が千葉県より評価され、令和3年度の文化の日功労賞を授与しました。

伊藤秀雄　Ito Hideo
「そうさの米研究会」で地域ブランド米の地位を確立。平成27年に販売生産部門をより強化するため「株式会社アグリ匝瑳を設立し、代表に就任する。

伊藤さんのお米について
・公式ホームページ　sousa-mai.com

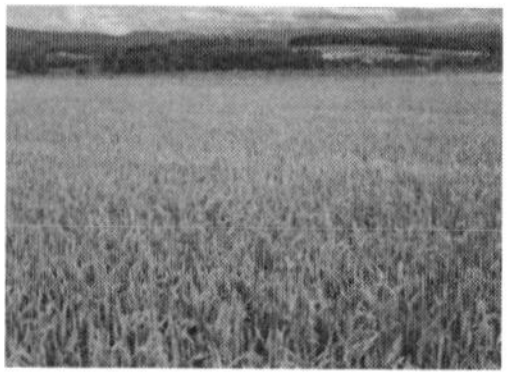

File.08

化粧品会社の農事業としての稲作

山野洋輝（株式会社アルソア慧央グループ） 山梨県北杜市小淵沢

「社員一丸」で育む自然調和型農業

私は新卒で化粧品会社のアルソア慧央グループ（以下、アルソア）に入社しました。熊本の大学の農学部で学んでいた私は、新規で農業法人を立ち上げる企業を焦点に就職活動を行う中、アルソアの企業メッセージに共感し、「農事業部」に就職しました。

1998 年に本社を東京・渋谷から、水と自然豊かな山梨県北杜市小淵沢町へ移転したアルソアは、化粧品事業だけでなく、レストランや健康のための滞在型施設を構え、農事業部では完全無農薬による 7 ha の畑と 40a の水田で約 50 品目の野菜とお米を栽培。「作物のチカラ（免疫や生命力）を引き出すこと」を軸に、そのために最適な環境（土壌の栄養分や水田環境）を作ることを重視しています。また、「人と自然と調和に中に、真の健康と幸福を創る」という理念のもと、内側からの美しさを育む健康製品にも力を入れています。中でも、アルソアを代表する健康食品の一つ「酵素」の原料には、自社農園で収穫された完全無農薬野菜を取り入れ、その製造過程で発生する発酵副産物（野菜黒糖乳酸発酵物）と薬草を用いた堆肥を自社製造し、鉱物（ミネラル）や海藻を用いた肥培管理もしています。

さらに、玄米のおいしさを追求するため、栽培から食味に関する調査と研究を社内で継続的におこなっています。本書では、渡邊昌先生が玄米の科学的な評価をされており、玄米の栄養面や食味面など様々な知見が集まることでより玄米食の文化が広がり、人と社会の健康につながることを願っております。

山野洋輝　Yamano Hiroki
株式会社アルソア慧央グループ 製造生産製品開発グループ オーガニックファームユニットマネージャー。

山野さんのお米について
・公式ホームページ　arsoa-keio-group.co.jp/farm

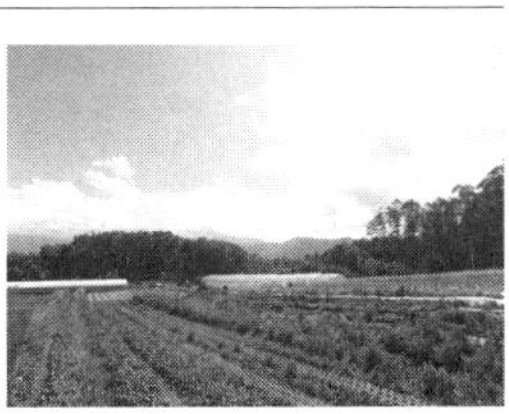

File.09

“幻の米”「農林 48 号」へ注ぐ愛

高瀬弘樹（高瀬さんちの 48） 山梨県北杜市須玉町

合鴨たちに支えられる稲作

屋号の「高瀬さんちの 48（よんぱち）」は、農林 8 号と陸羽 132 号の交配種である品種「農林 48 号」（以下、48）に由来。48 は、食味コンクールで金賞を受賞して注目を集めるも、いもち病に弱く、未熟米が多いことで 1 等米になることはほとんどなかったことから姿を消し、「幻の米」と呼ばれています。私たちはこの 48 に惚れ込み、作り続けています。

米作りの探求において「水」と「日照時間」は欠かせません。私たちの田圃は日本百名山の八ケ岳、その最高峰の赤岳の南麗を源流としています。高山に濾過され磨き上げられたミネラル豊富な水は、昔から水田利用され美味しいお米を育ててきました。さらに、日本一の日照時間を誇る山梨県北杜市明野村の隣町で稲作をしているので、日照時間に関しても充分な恩恵を受けています。

私たちのお米作りについて語る際に欠かせない存在が、稲は食べずに雑草だけを食べてくれる「合鴨」です。1996 年に、北杜市（旧須玉町）の協力と補助をうけて合鴨農法研究会が発足しました。農薬を使わない安心安全のお米作りを謳い、付加価値高級米として販路開拓していったものの、合鴨の管理や農家の労力の負担などの課題に直面。最終的には私たち一軒のみとなってしまったのです。以来、合鴨農法研究会の代表を私の父が引き継ぎ、改善を重ねて合鴨農法を守り抜いてきました。それを私自身も受け継ぎ、今もなお合鴨たちの力を借りて除草作業を行い、農薬を使わずに 48 を栽培し続けています。

高瀬弘樹　Takase Hiroki
山梨を代表する幻の米『農林４８号』という品種に惚れ込み、合鴨農法をはじめ様々なこだわりのもと作り続ける。

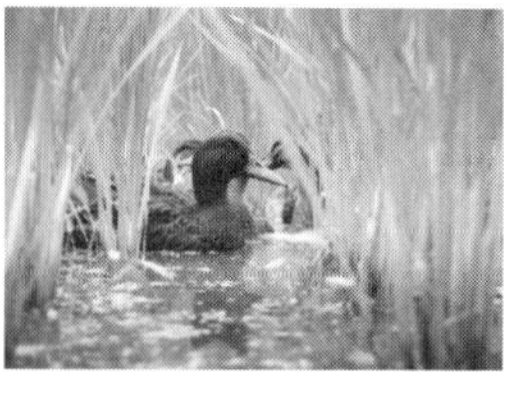

高瀬さんのお米について
・公式ホームページ
takasesanchino48.wixsite.com/website

File.10

会計事務所が米を作る理由

小林正樹（Mack Farming） 長野県安曇野市

未来を担う若者たちのためにできること

長野県安曇野市で農家の跡取りとして生まれた私は、東京の大学を出て税理士になり、長野県松本市で会計事務所をはじめました。税務会計に加え、人材育成業務も行うなかで、「若者の心が病んでいる」と感じるようになりました。その理由を突き詰めてみると、「農薬漬けのお米を食べることで心身に影響があるのではないか」と思い至りました。若者たちの健康が食で損なわれるなら、自分が変える手助けをしたいと決意し、5年前に株式会社Mack・Farmingを設立し、お米作りをスタートさせました。

現在は長野県のオリジナル米「風さやか」に自らの想いを込め「やめのおおきみ」と命名したお米をつくっています。安曇野に伝わる伝説上の人物「八女大王（やめのおおきみ）」が由来です。有機JASを取得した田圃で「農薬・除草剤・化学肥料」を一切使わず、さらに動物性の有機肥料ではなく、200種類以上の薬草を三次発酵までさせた有機肥料のみを使用し、安心安全なお米作りをしています。さらに、土壌調査を行い、「伯方の粗塩」や「宮古島の黒糖」を入れたり、水路の取水口に「真菰（まこも）」を植えたり、備長炭を置いて水を浄化させるなど、工夫を凝らした米作りをしています。

今後は、いいお米をつくる人を育てていくことが目標です。日本人の主食であるお米をつくり続けていくためにも、若い人が農業に参入してもらわないといけません。いいお米をつくり、それを正当な価格で買い上げることで、日本の農家を変えていきたいですね。

小林正樹　Kobayashi Masakai
株式会社Mack・Farming代表取締役。税理士。「農薬・除草剤・化学肥料」を一切使わず「200種類以上の薬草」を発酵させた肥料のみを使用したお米作りを行う。

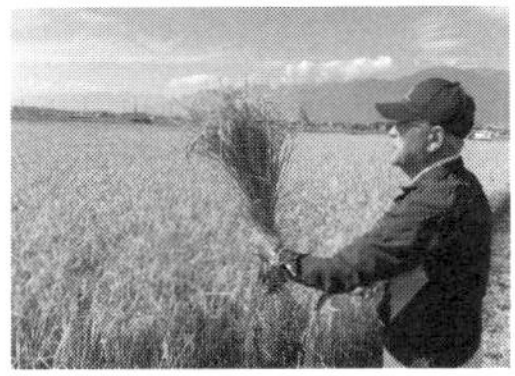

小林さんのお米について
・公式ホームページ
mack-kaf.co.jp/company/mack-farming

File.11

微生物の生育と味の関係に着目

羽佐田辰也（羽佐田トラクター） 愛知県西尾市

メディカルライス協会の土壌分析が転機に

西三河平野に位置する西尾市は、愛知県民の食を支える穀倉地帯の一つです。日照条件も良く、温暖で安定している気候のもと、ミネラル豊かな土壌で稲作をしています。有機栽培での米作りは、今から３年前に私の代からはじめました。現在は、無農薬・無化学肥料であいちのかおりを２ヘクタールで栽培しています。無農薬のものを求めていただくお米屋さんがあり、それに応えていきたいと思いました。

有機栽培の初年度は、草に覆われてしまう結果に。慣行栽培で１反あたり520ｋｇくらい収穫できるところがわずか180kg。それでも、除草の問題を改善した２年目は収穫量が倍になりました。さらに、同年にメディカルライス協会さんに土壌分析をしていただいたことが転機となります。その結果を見ると私が思っている以上に、有機栽培の田んぼでは微生物がたくさん棲んでいたのです。そこから微生物を増やす環境改善の取り組みをはじめたところ、着実に微生物の数が増えました。結果、お米の味にも直結しお客さまから「お米が美味しいね」と言われることが増えました。微生物の育ち方とお米の味との相関関係を証明していくことも目標の一つです。

加えて、田圃の雑草を抑制するロボット「アイガモロボ」や、ドローン、ICT管理ツール（アグリノート）を利用したデータの蓄積を組み合せることで、安定した品質の農産物の生産を目指し、有機栽培の作付けを広げ、環境に優しく持続的で、次世代へつなぐお米作りをしたいと考えています。

羽佐田辰也　Hasada Shinya
愛知県西尾市で、お米等を生産する羽佐田トラクター３代目。「おにぎり大賞 2019」など受賞歴多数。

羽佐田さんのお米について
・公式ホームページ　hasada-tractor.com

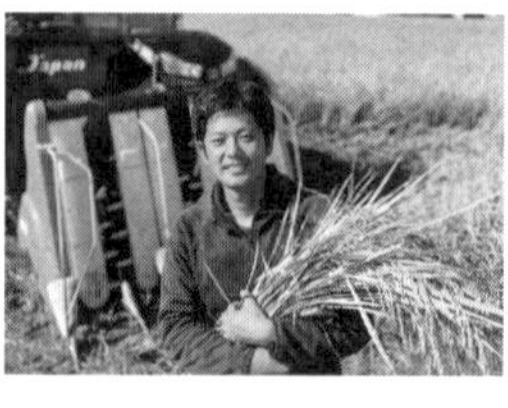

File.12

奇跡の米「龍の瞳®」を未来へ

今井隆（株式会社龍の瞳） 岐阜県下呂市

奇跡の出会いが人生を根底から変革させた

農林水産省に勤務し、稲の作況調査などを行うかたわら、低農薬の栽培方法を独学で学んできた私は、わずか二株の稲との出会いによって人生が変わりました。2000年の秋のことです。稲の生育を確認するために自宅近くにあるコシヒカリの田圃の見回りをしていたところ、ひときわ背の高い10数本の稲が目に留まりました。仕事柄、稲を調査する機会が多かったこともあり、その稲が放つ違和感を覚えたのかもしれません。籾は多品種の1.5倍の大きさがありました。その籾を栽培し、収穫して味わったところ、お米の甘さ、香ばしさ、粘りなど、今までのご飯の概念にはない美味しさだったのです。

そして、試行錯誤を行いながら試験栽培を重ね、農林水産省に品種登録を出願し、2006年に新品種ということが確定しました（品種名・いのちの壱)。51歳の時に農林水産省を退職し、合資会社龍の瞳（のちに株式会社に移行）を設立。この奇跡のお米を「龍の瞳®」と命名し、その普及と地域の活性化に力を注ぐことにしたのです。そして多くの人にお求めいただいた「龍の瞳®」は、高付加価値のブランド米として育ってくれて、日本を代表する良食味米として認めていただけるようになりました。私たちは化学肥料や農薬に頼らず、土の微生物を生かす農法で「龍の瞳®」を栽培していくことで、田圃にミジンコやドジョウ、トンボ、ホタルなどの生物たちが住みつき、微生物が土を耕し、まるで一つの生き物のようになるような田圃作りを目指しています。

今井隆 Imai Takashi
株式会社龍の瞳代表取締役。1974年農林水産省に入省。2000年9月「龍の瞳（品種名・いのちの壱)」を発見。2006年に品種登録。51歳で農林水産省を退職し、合資会社龍の瞳を設立。“日本で一番美味しいお米”として「龍の瞳®」のブランド化に成功。

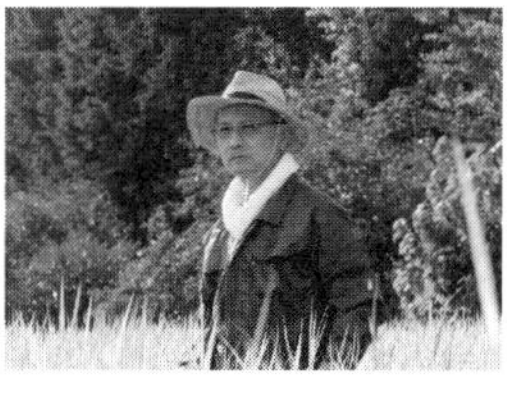

今井さんのお米について
・公式ホームページ ryunohitomi.jp

File.13

自然栽培で変化した人生観

奥村知己（主穂営農）　岐阜県岐阜市

農業人生で起こった“2回の本気”

役者になる夢を追い求めて上京し、激動の日々を過ごしていましたが、父が体調を崩して30歳でUターン。父の手伝いを通して農作業の楽しさを感じるように。迎えた稲作2年目、お客様から「去年より味が悪い」と率直なご意見が……。その言葉で『最高のお米を作る』と本気になりました。そして2011年、当時の倍の買取価格で依頼を受け、「無農薬・無施肥の自然栽培」に挑戦したところ、1年目からうまくいってしまいました。最高のお米を作ると思った3年後、2015年を皮切りに数々のコンテストで賞を頂けることになり、『ハツシモ』で最多受賞経歴を誇るお米農家となっていました。耕作や栽培技術、肥料設計を試行錯誤しても思うように行かない年もあり、「おいしいお米って何だろう？」と考えるように。それは自然栽培の中に気付きの契機がありました。自然栽培は人工資材を足すことができませんが､そこに「最高のお米を作る」という想いが掛け合わさった時、意識革命が起こりました。ゴミが落ちていても拾わなかったのに、拾っている自分がいたんです。今から3年前、自然栽培は地球を守ることも大切だと気づき始めたときに農業人生2度目の本気が始まりました。1度目は美味しいものを作りたいという想いでしたが、それは人間中心主義。2度目は自然中心主義で、“美”をテーマに掲げ、土地の恵みを与えられる分だけいただくという感覚に変化したことで、取り巻く環境や人も変わりました。自然栽培地域プランナーとして、そういった方々と、この感謝の思いを1人でも多くの方に伝えていきたいです。

奥村知己　Okumura Tomomi
屋号は4代目の父親の名前「主穂」に由来。岐阜県の推奨品種になっているハツシモを栽培。2011年から自然栽培をはじめ、近年新たな境地に達する。

奥村さんのお米について
・リンクツリー　lit.link/hatsushimo

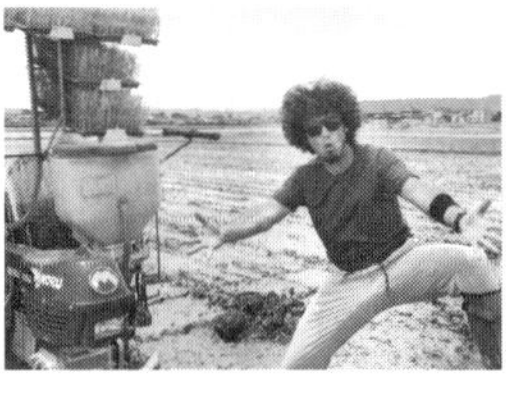

File.14

SEの知識・スキルを活かした稲作

小澤善昭（能登・米道楽匠） 石川県七尾市

世界農業遺産「能登の里山里海」に米作りで貢献

大学では情報工学を専攻、大学院修了後、8年半東京で「システムエンジニア」として働いてきました。今から14年前に諸事情により地元石川に戻ることになり、地元企業で事務職を務めてきましたが、母の介護を含む諸々の事柄が重なり、再び地元の会社を退職することに。その後10年前に母親が入院、介護から手が離れて何もすることが無かった時に、近所の田園を眺めていてふと「お米作を真剣に作ってみよう」と思い立ちました。それが私の水稲農家としての「スタートライン」です。

最初は全くの未経験でしたが、この10年続けられた最大の「要因」が情報工学やシステムエンジニアとして培ってきた、ノウハウ、スキル、考え方です。水稲栽培における「システマチックなプロセス」を「ロジカル」に組み上げる。一例を挙げれば、どれだけ無駄な「工程」や「資材」を省けるかなど。それは一見すると「手抜き」に見えるかもしれませんが言い換えれば「手引き」、システムエンジニアは常に「引き算思考」で「合理性」や「最適性」を追求し続けます。そしてこの10年の「実績」「人脈」そして何より今ある私の「人生」が一つの「答え」だと思っています。

現在は「お米作りシステムの構築」から発展、日本初世界農業遺産認定地：「能登の里山里海」の振興を目標とし、様々な新しい「道」に挑戦しております。新たなビジネス、次世代へのバトンとなる「道」を、日々その「可能性」を模索し続け、人生を全うする所存でございます。

小澤善昭　Ozawa Yoshiaki
農業家／脳業家／能登の匠／能登の伝道師／能登・米道楽匠総裁。「能」登の里山里海のために、「農」と「脳」を基軸として、人生を捧げる。

小澤さんのお米について
・公式ホームページ　comdolaktac.net
・Instagram（@ozawayoshiaki1223）

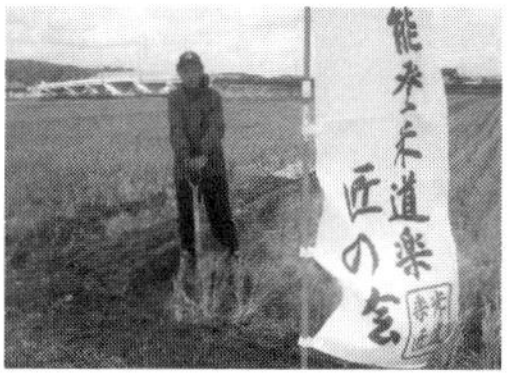

File.15

農業を“選ばれる職業”にするために

鳥羽宏昇（Grandfarm 株式会社）　福井県三方郡美浜町

地方公務員から生産者への転身

私は、大学卒業後に福井県庁に入庁し、2年目から美浜町役場で勤務していました。地方公務員として12年務め、今は生産者としては2期目になります。私が就農するきっかけになったのも、役場の仕事でした。都内で自治体のご当地酒場が隆盛だった時期に、美浜町長が旗振り役となり参入することになりました。ある企業と組んで都内にお店をオープンし、その担当に就任。飲食業界の方々との信頼関係も生まれ、「鳥羽さんの作ったものがほしい」と言ってもらえるようになったことに加え、ビジネスマッチングした生産者の高齢化に危機感を抱き、生産現場の課題解決の一助になるべく生産者になることを決意。一念発起して会社を設立しました。

実家は中山間地の山際で4ha規模の稲作を行う兼業農家で、最低限の設備が整っていたのも功を奏しました。“福井県発祥のコシヒカリを超える新ブランドをつくる”と福井県が力を入れている品種「いちほまれ」をつくっています。整粒率が良く、病気や高温、倒伏にも強いという特長があるこの品種でおいしいお米をつくるだけでなく、「中山間地の農業と土地利用型農業との間にある格差を逆転させること」を目標に掲げています。

中山間地で生き残るためには高付加価値のお米であることが必須ですし、上の世代から受け継いだ農業のバトンを若者たちに託すという使命も背負っています。農業は市民のおいしいを支えているはずなのに、なかなか認めてもらえない現実があるからこそ、その価値を上げ、農業が選ばれる職業にしたい。それがこれからの私の人生を懸けたテーマです。

鳥羽宏昇　Toba Hironori
Grandfarm 株式会社代表取締役。福井県立大学卒業後、福井県庁に就職。美浜町役場に赴任し、農業行政に携わる。2022年に新規就農を果たす。令和5年現在、水稲20ha、白ネギ3haを栽培。

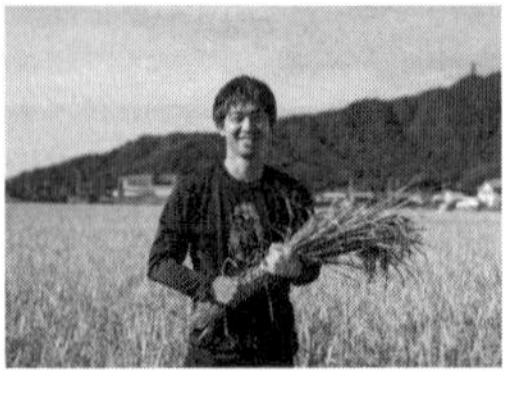

鳥羽さんのお米について
・Instagram（@grandfarm2022）

File.16

伝統的なお米の産地で「広びろ栽培」

鍛冶政男（愛郷米生産組合協議会） 滋賀県野洲市

「広びろ栽培」で付加価値のある高品質なお米に

私たち愛郷米生産組合には40年の歴史があります。環境へのこだわりをもった農業の推進をいち早く取り入れ、地産地消も見据えながら、農業に必要なことを実現させる取り組みを続けてきました。そんな中で、農林水産省が策定した「みどりの食料システム戦略」の説明会が行われた時に、“耕地面積の１／４（25％）を有機栽培とする”という方針に刺激されたメンバーを中心に、１年前に「愛郷米生産組合協議会」を立ち上げました。

もともと滋賀県の野洲は肥沃な大地に恵まれた伝統的なお米の産地です。その伝統を継承しながら、付加価値のある高品質なお米の生産拡大を行っていますが、その軸となっているのが今から40年前にはじめた、通常一坪に60～70株植付けるところを50株以下にする「広びろ栽培」です。これにより、太陽の光を稲いっぱいに浴びることができますし、田圃の中を風が吹き抜けていき、稲の根っこがぐんぐんと深長していくのです。その結果として、病気や虫、倒伏にも強い元気な稲が育っていきます。

薄井流疎植水中栽培を提唱されている薄井勝利先生からは、「稲の必要な肥料成分が、作物に収奪されているようです。農家は、この収奪がもたらす影響に気づいて栽培をした方がいいですね」という助言をいただきました。「広びろ栽培」は、稲の生理・生態を把握し、稲の微細な変化を観察していく力が求められます。やはり、自分たちが楽しくないといいものも生まれませんので、米作りに熱狂しながらそのモットーのもと作り続けていきます。

鍛冶政男　Kaji Masao
愛郷米生産組合で、お米の栽培を通じて地域の特産品の育成、活性化を目指し、いち早く環境に配慮した栽培に取り組み、安全で安心なお米を生産し続ける。

鍛冶さんのお米について
・紹介ページ
marukajiri-yasu.com/shop/a-kome/2011/05/post/index.html

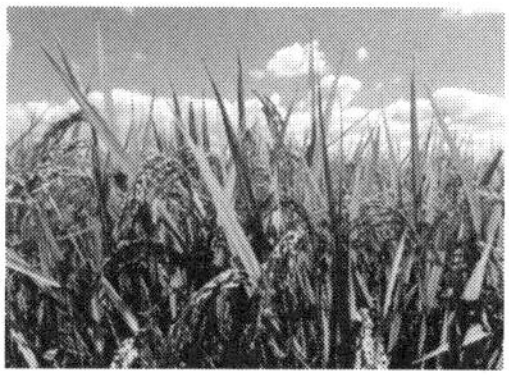

File.17

BLOF理論をベースに有機栽培

竹本昌利（小幸農園株式会社） 岡山県岡山市

小さな幸せを感じていただくために

2015年にサラリーマンを辞め、小幸（こゆき）農園3代目として父の跡を継ぎました。父は13品種以上のぶどうを作り、私はお米作りを手がけています。屋号は、私たちの農産物を食べていただいたお客様から「美味しかった！」「ここで買ってよかった」といった小さな幸せを感じていただきたいという想いのもと名づけられました。

私の代からお米の有機栽培をはじめ、現在8.8ヘクタールを有機で栽培しています。「BLOF（ブロフ）理論＝生態調和型農業理論」の存在を知って感銘を受けたこともあり、有機栽培を選ぶことに迷いはありませんでした。小祝政明さんが提唱する「BLOF理論」は非常に科学的な理論で、具体的には「細胞をつくるアミノ酸」「生命維持に不可欠なミネラル」「生育・施肥を支える土壌」という3つの分野に分けて農業を考察している点が大きな特長になります。

目的は、大きくて丈夫な根をつくることにあり、ミネラルと菌に備わった力を駆使して土壌を形成し、発酵のメカニズムを利用した液肥を根から吸わせることで、同じ米や野菜でも収量は大きく増え、栄養価も高いものが収穫できるようになるのです。米や野菜自体が丈夫になるため病害虫に強く、有機栽培でもすくすくと育ってくれます。おかげさまで、小幸農園のきぬむすめは、「お米番付第8回大会（2021）」において、34道府県161品の中から入賞に輝きました。さらに皆さんに美味しいと言ってもらえるお米作りに邁進していきたいと思います。

竹本昌利　Takemoto Masatoshi
2015年にそれまで勤めていた会社を辞めて就農。2021年に法人化し、小幸農園株式会社を設立。小幸農園では主にお米作りを行う。koyuki-farm.jp

竹本さんのお米について
・公式ホームページ　koyuki-farm.jp

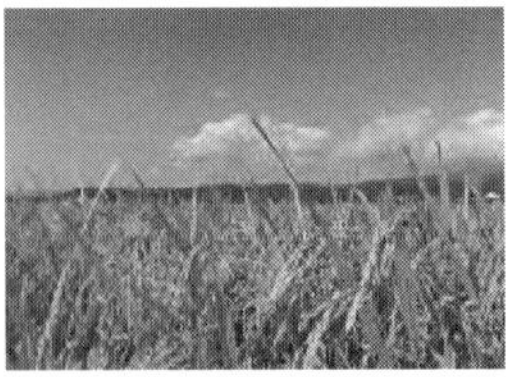

File.18

若い世代に自然栽培の魅力を伝える

田中信多（千の恵 たなか農園） 岡山県岡山市

子供の誕生が自然栽培の契機に

就農は12年前ですが、自然栽培へとシフトしたのは7年前に子供が生まれたことがきっかけです。初めての自然栽培は4反からはじめて、現在は10町にまでなりました。もともと土壌の微生物が多かったこともあったのですが、「田圃の草とり虫」と呼ばれるカブトエビが大きな役割を果たしてくれました。結果的に、自然栽培の天敵である雑草による収量低下を防げたのだと思います。

ただ、5町までは管理が上手くできていたのですが、それを上回る面積になると管理が追いつかなくなるところが出てきたことは課題の一つです。現在、120枚の田圃で自然栽培を行っていますが、川から水を取るものもあれば、山から水を引いているのもあり、その全てに対して雑草などの対処法が異なります。それができるようになることが当面の目標です。

さらに、若い世代にその魅力を伝えていく活動に注力しています。今まさに若い子たちに手伝ってもらっていて、興味を持っている人は実際に増えています。とはいえ、100人いたら100通りのやり方があるのも自然栽培の魅力の一つ。私は「田圃から何も持ち出さないし、田圃に何も持ち込まない」という自然栽培の本質に忠実に、自然の力だけでたくましく育っていく稲たちを見守る楽しさや喜びを伝えていきたいと思います。それ以外にも、米粉や甘酒、米麹、塩麹の製造販売で、国の第6次産業化総合化事業計画の認定を受けたこともあり、高付加価値米使った加工品にも力を入れていきたいと考えています。

田中信多　Tanaka Shinta
サラリーマンを経て12年前に新規就農。慣行農法を教わった叔父から「たなか農園」を引き継ぐ。7年前から自然栽培をはじめ、現在は10町の規模で展開。

田中さんのお米について
・Facebook
facebook.com/profile.php?id=100003672106608

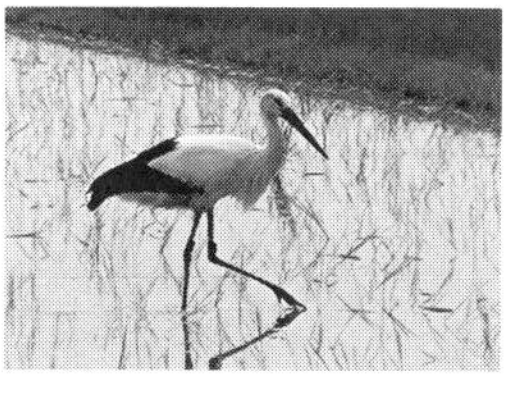

File.19

「漢方米」がメディカルライスに

山田孝治　徳島県海部郡海陽町

12種類の漢方生薬エキスで育てたお米

私が「漢方米」をつくるようになったのは、2006年のことです。県外で仕事をしていた私は、母の病気を機にUターン就職で地元に戻りました。農家でもあったので、会社務めと米作りを行う兼業農家をやっていました。何年かお米を作ってきたことで、私の意識は変わりはじめました。具体的には「おいしさ」と「安全」に対して目が向くようになり、農薬を使わないでおいしいお米を作るために試行錯誤がはじまったのです。

そんな中で、「漢方で米を作る」農法の存在を知りました。これを採用しようと思ったのも、「栽培している農家の方が病気にならなくなった」という話を聞いたからです。毎日食べるお米を食べ続けていくと、身体の中に漢方の薬効が蓄積されていく。そして、食べる人がゆっくりと健康になっていく。時は日本がTPPに加盟するかどうかが騒がれていたタイミングで、付加価値が高く安全なお米を求めてる層に届けたいと思ったのも後押しになりました。

人間に処方されるものと同じレベルの漢方生薬の中から厳選された12種類を、2年間かけて発酵・熟成させて作った濃縮エキス。栽培期間中にそれを散布し、さらに疎植栽培で育てた栄養たっぷりの玄米を毎日食べ続けてくださった方が、知らず知らずのうちに健康に生活できるようになっていただければ嬉しいですし、将来的に漢方米が各地で栽培されて日本の医療費削減にもつながっていけば、渡邊昌先生が目指している「病気をしない日本」になっていくはずです。

山田孝治　Yamada Koji
2006年より、食べているうちに体質改善が可能なお米「漢方米」の栽培をはじめる。漢方米を栽培し、食べ続けることで、20年苦しんでいた花粉症から解放される。

山田さんのお米について
・Facebook
facebook.com/profile.php?id=100079245258771

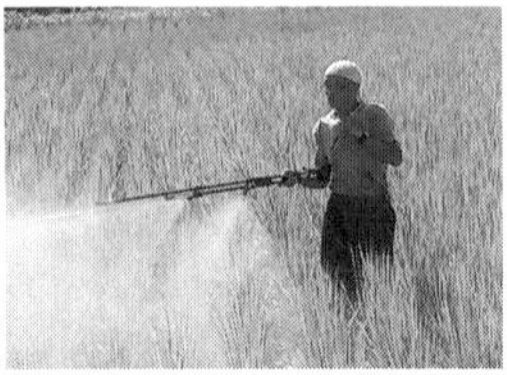

File.20

特殊な酵素と微生物資材で農家を支援

原本一良（堆肥工房 大地） 熊本県玉名郡

特殊な酵素と微生物資材がお米の力を引き出す

「株式会社堆肥工房大地」では、土作りを通して生産者の皆さまを支援しています。農薬や化学肥料は一切扱っておらず、主軸となるのは特殊な酵素を使った堆肥と微生物資材です。この酵素の特長は三つあります。悪臭元の「分解・無臭化」。そして、各種ミネラルイオンとの相乗効果によって汚水・汚泥の「高速浄化」。さらに、極めて優秀な「生理活性化」です。生理活性化によって有用微生物群の増殖活性化も引き起こされ、「病害菌の抑制作用」もあります。これに弊社の微生物資材を組み合わせ、土中の微生物群の爆発的増大・多様化、植物表面の微生物群の増大・多様化を促進します。

私たちの身体においても、消化酵素や代謝酵素など重要な機能を担っています。すなわち分解と合成を行ってくれるのです。腸内環境の微生物の多様性、それは土壌中の微生物にとっても、そこで育つ植物にとっても同様。酵素は自然界の中で生きるすべての生命体になくてはならないものと言っても過言ではありません。

2022年、私たちが2015年からサポートさせていただいている農事組合法人水穂やまだが、「獺祭」の旭酒造株式会社主催の「最高を超える山田錦プロジェクト2022」でグランプリに輝きました。現在、私たちの取り組み先で完全有機の生産者は全体の15%ですが、この酵素を使った堆肥と微生物資材で育てたお米が高く評価されたことで、今後はメディカルライスの栽培にも酵素の力が発揮されていくはずです。

原本一良　Haramoto Kazuyoshi
株式会社堆肥工房大地代表。15年程前から酵素と土壌微生物、葉面微生物を中心とした有機資材及び生ゴミ処理材の製造販売と生産指導を行う。「獺祭」で知られる

堆肥工房 大地の堆肥について
・Mail　daiti.nan@gmail.com
・TEL 080-4312-9451

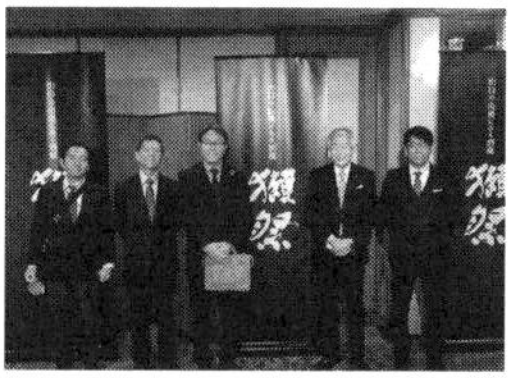

農林水産省の女性官僚が語る日本のお米の未来と展望

松尾真奈　Matsuo Mana
1989年京都市生まれ。大学在学中、京都府京丹後市にある野間という地域で「田舎で働き隊！」として活動。そこで出会った人や風景に魅了され、2013年農林水産省に入省。木材利用促進、スマート農業の普及に携わったのち、2023年4月より千葉県農林水産部に出向中。生産現場と政策現場をつなぎたいという想いから、仕事以外の時間を利用して、食と農林水産業の対話と学びのコミュニティ「霞ヶ関ばたけ」の代表を務める。

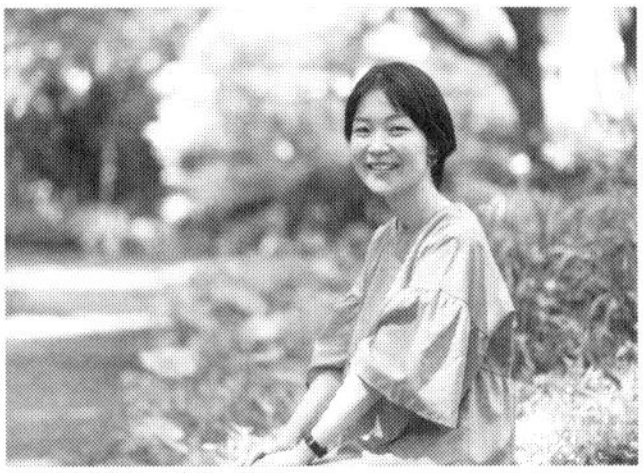

田舎で暮らした経験が原点

農林水産省に務める官僚として、日本のお米の未来についての個人的な想いを記す前に、私がなぜこの道へ進んだのかを簡単に紹介させていただきます。

それは、大学時代に「田舎」に魅せられた経験に端を発しています。一つは、イギリスに1年間の交換留学をした経験。大学で国際政治や国際協力の勉強をしながら、日々の生活の中でイギリスという国が持つ文化的豊かさ——古いものを大事にする価値観など——

に触れたことで、日本も経済的な豊かさだけでなく質的な豊かさを追い求めることに目を向けてもいいのではないかと思うようになりました。それは田園風景が広がる美しい場所として知られるコッツウォルズへ行った時に確信に変わります。人々が自然とともにのどかな暮らしを営むこの地は、この先の日本が目指すべき〝地域の作り方や価値観〟の方向性であるという想いが芽生えました。

そしてもう一つは、留学から帰国後、大学卒業までの約半年を京丹後市という場所で暮らした経験です。農林水産省の事業『田舎で働き隊！』に応募し、選出していただきました。活動としては、京都府の最北部、京丹後市弥栄町野間地区にある築２００年の古民家で一人暮らしをしながら、村の行事や農業のお手伝いをして、村が直面する課題——どうやって新しい人を呼び込むか、少子高齢化の中で村をどう存続させていくか——と向き合い、解決していく方法を考えるというものです。

この経験で得たものは、農村に長期間暮らす実体験ができたこと。「移住」という言葉が、いかに重みがあるものなのかを実感できたこと。当時は、都会にはない魅力が田舎にはあるため、それを伝えさえすれば人は来てくれるという発想があったのですが、移住とはすなわち住まいも変われば仕事も変わることなので、その人の人生を変える一大事であることを、身をもって感じました。一方で、自然と共にある農村の人々の生き方や、先祖代々受け継いできた文化やしきたりの大事さについても感じることができました。私の中で食や農業、農村に対する原点が醸成されていった貴重な経験です。

日本の農業の課題解決のために

卒業後の進路は悩んだ末に農林水産省を選びました。京丹後市で過ごした経験があるからこそ、一次産業の現場と政策の現場を橋渡しする人間なりたいと常々思ってるのですが、農林水産省の入省直後は、自分が知っている農業・農村の世界をベースにしか思考することができなかったので、組織の中で上手く対話ができないもどかしさを感じていました。

その後、林野庁で民間企業の方と連携して国産材の利用を促進する経験や、ロボットやＡＩを導入したスマート農業の普及に取り組み、全国の農業の現場に赴いて農家さんと交流を重ねていったことで、少しずつ自分の農業に対する解像度があがってきました。

農林水産省に入省して10年間キャリアを重ね、２０２３年4月に初めて外部に出向することになりました。地方自治体に行きたいという希望が叶った形になりますが、現在は千葉県農林水産部の農林水産政策課と流通販売課を兼務しながら働いています。これまで千葉県庁に農林水産省からの出向はなかったので、初めてのケースになります。

日本は農地の約半分が水田ですが、お米の栽培が風土にあっていて、これまで主食のベースになってきました。しかし、人口減少・少子高齢化や食の多様化を背景に、米の需要が10年連続で減少している中、この先どうやって水田を維持していくのかは農林水産省が抱える大きな課題の一つです。

現実問題として、今まで日本の米作りを担ってきた世代のリタイアがはじまっています。田んぼの場合は耕作ができなくなったらすぐに誰かに引き継がないといけないのが、一般的な産業とは異なる側面です。１年後に田んぼを受け継ぎますということができない。それをどうやって解決していくのか。地域計画を立てて、地域にある農地をどう次世代に引き継いでいくのかということを考える政策を展開しています。

やはり、お米を作ることで稼ぐことができる形態を作らないといけません。それは、生産者の方が最も強く思っていることであり、実際に農家の皆さんは付加価値をつけることであったり、規模を拡大して生産量を増やしたり、収量をアップさせることであったり、様々なやり方を模索されています。それに対して、行政がやらなければいけないことをやっていくことが大切になってきます。

一般的に稲作は、園芸などの品目に比べて面積あたりの収益性が低いということはあるかもしれませんが、実際に稲作経営できちんと収益をつくっている人がいらっしゃるのも事実です。さらに、「収益をあげる」という話と「お米を作るということの社会的意義や地域にとっての意味合い、職業としての魅力」はまた別にあると考えています。そのため、「米は儲からない」という言葉だけが伝播して、一般の人が「あぁ、そうなんだ」と認識してしまい、そういう空気感が形成されてしまうのは残念で、「こんな例もあるんだよ」ということをできるだけ伝えていきたいと考えています。

「霞ヶ関ばたけ」で実現したいこと

現在、私は〝食と農林水産業の学びと対話のコミュニティ〟である「霞ヶ関ばたけ」の代表を務め、定期的に朝の勉強会を主催しています。「霞ヶ関ばたけ」がスタートしたのは2011年のことで、2013年に入省した私が参加するようになったのは2015年から。そして、前任者から引き継ぎ、2018年1月には代表として活動をはじめました。ゲストの選定・ブッキングも含めて自分たちでやっているのですが、話していただく基準にしているのは「私自身が今知りたいことや応援したいと思っている人、それを自分だけでなく周囲にも知ってもらいたいかどうか」です。私たち官僚だけでなく、会社員、NPOの方、料理人、そして生産者と参加者の属性は多種多様です。農業や食の分野で先駆的な取り組みをするゲストたちの発表から学び、参加する人全員で対話を行います。

その中で、栃木県那須高原で150年に渡ってお米を作り続けている「稲作本店」というブランドをご夫婦で営む井上敬二朗さんにゲストで来ていただいたことがありました。井上さんは、証券会社や監査法人、カフェの起業など異業種を歩んでこられた経歴の持ち主です。そんな井上さんが、「私たちがやっていることはお米の生産ですが、単にお米を作っているのではなく、農村の未来を創っていると思っています。そのための一側面としてお米があり、お米をいくらで売るかだけが目的ではないのです」と仰っていて、私自身もその価値観に共感しました。そして、農業に従事する新しい世代も同様の感覚を持っている方は多いと思います。農林水産省職員としての業務だけでなく、時間外でこういったコミュニティをつくることは、自分自身の最適なバランスとして現在とてもしっくりきています。

本来、食と医療は関連が深いものであり、食事を変えれば予防や改善が期待できる疾病も多いですが、霞が関の中央省庁では、それぞれの担当が違うため、関連づけてそれに取り組むのがまだまだ難しい現実があります。たとえば、私が在籍する農林水産省の仕事では、生産から消費までが基本的な所掌範囲になりますが、一方で、省内で新たな動きができています。

具体的には、私が本書の著者である渡邊昌先生と出会うきっかけになったのですが、

２０１９年に「玄米おむすび健康調査プロジェクト」が省内で立ち上がり、玄米の腸内環境に与える影響を調査しました。渡邊先生は医学博士としての華々しいキャリアだけでなく、健康という観点から生産のところまで目を向け、数々の生産現場に実際に足を運ばれ、ご自身で土壌調査もされている貴重な存在です。先生がこれまで残されてきた研究や提示される視点に立った時に、「玄米を食べて健康になる」ということに多くの人が気づき、関心を持つようになれば、メディカルライスという高付加価値なお米のマーケットが広がっていきます。もちろん、医療にも還元できるかもしれない。医食同源という言葉がありますが、人が食を通じて健康になり豊かな人生を送ることと、生産現場の振興がつながる世界が理想であると思います。

GENMAI EVIDENCE

07

米の未来

1　メディカルライス

日本では長年、医食同源と言われながら、病人は厚生労働省、食は農林水産省に分かれ、病人と健康人の中間の人への対策は機能性食品で、という雰囲気があり、健康対策が一体化していない。メディカルライス協会はこの病人になる手前の人を未病の人とし、治未病をキーワードに活動をしている[12,40]。治未病とは病気に至る一歩前の人たちを健康状態に戻す、あるいは病気の進行をとどめる、遅くする、ということで、本人のＱＯＬをできるだけ高く保つことを目標とする。健康な状態に戻すことは医療費減にもつながる。（図22参照）

治未病ということは、血圧や血糖に検査値異常はあるものの症状はない、あるいは寝不足やうつのように症状はあるが検査しても異常はない、という状態を指す。いわば病気の一歩手前の状態とも言える。西洋医療では早期診断、早期治療の名のもとに早くから薬剤を与える傾向があるが、そうすると元の健康体に戻るのは難しくなる。治未病が健康体に戻るにはまず、食・心・体を整え、スピリチュアルな生活を目指す、という生き方が必要

図 22　メディカルライスマークと「治未病」の概念

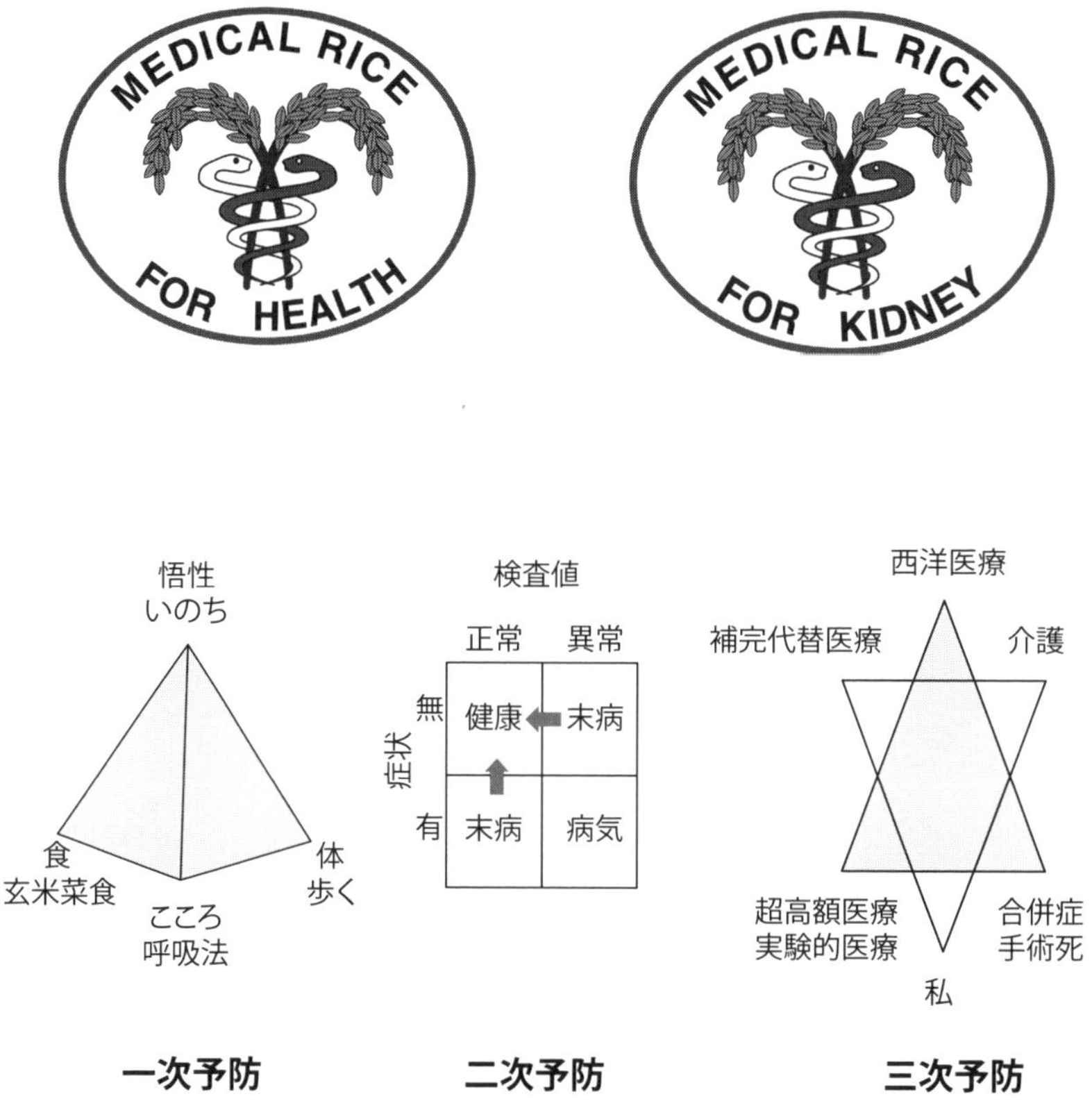

である。食は玄米、心はゆっくり腹式呼吸で吐息をする、体はとにかく歩く、というシンプルな方法で達成できる。[12]

2 低たん白玄米（五行元米）

例を慢性腎臓病について述べたい。

慢性腎臓病（ＣＫＤ）による尿毒症に低たんぱく食が有効なことは１９６０年代まで常識であった。ＣＫＤを起こす原因に腎毒素がある。インドキシル硫酸は代表的な腎毒素であり、トリプトファンが腸内細菌の代謝を受けてインドールに変化、これが肝臓に漏出してインドキシル硫酸となり、さらに腎毒性が強くなることが解明された。その際に肝臓も炎症刺激を受けてＩＬ－６などのサイトカインを放出し、これが心毒性のリスクと

図 23　CKD における腸腎連関の負のスパイラルを止める

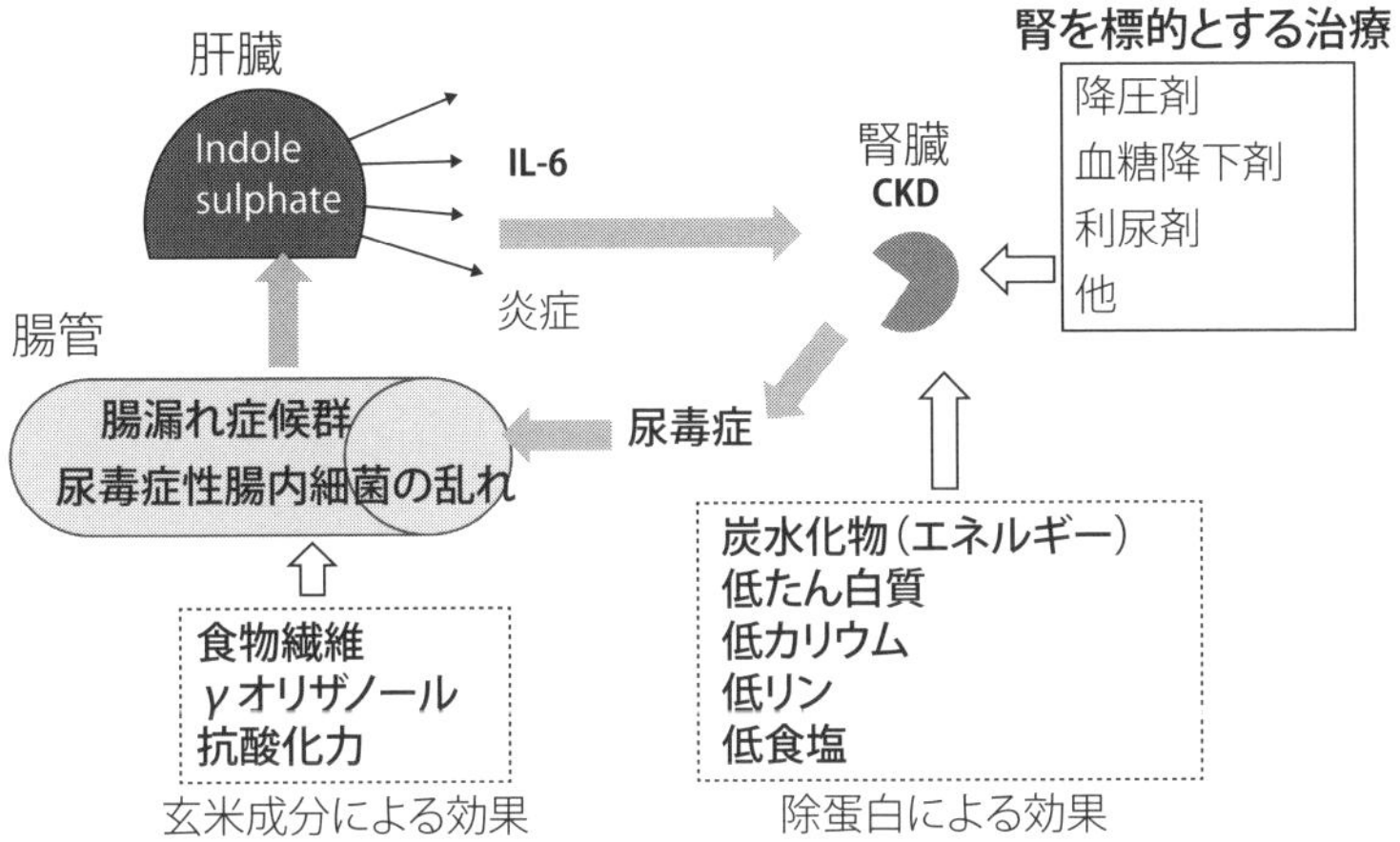

もなる。（図23参照）

ＣＫＤ患者は uremic dysbiosis を起こし、腸内細菌叢が乱れていることが多い。そのため Leaky Gut 症候群を起こし、毒素の肝臓への漏出がＩＬ－６などの分泌を促し、それによる微小炎症の悪化が腎臓のみならず心血管などへも悪影響を起こすことが判ってきた。腸内環境を正すことによって腸腎連関の負のスパイラルを改善するメリットは大きい。腎臓のみを標的とする薬物治療では、その根底にある負の腸腎連関を止められない[41]。

これは製作された「低たん白加工玄米（五行元米）」（写真８参照）は原料米の選択から、高圧蒸気による表面処理、乳酸菌と酵素液による除たん白質、衛生的な炊飯とパッキングという一連の技術によって作られた[17]。このパックごはんは、①エネルギーは白米並み、②たん白質含量は10分の1以下、③カリウムはほとんどゼロ、④リンは4分の1以下、という低たん白白米の長所に加え、⑤食物繊維がある、⑥γオリザノールがある、⑦抗酸化能がある、という玄米の良さを残している。

「腸腎連関」を改善する低たん白加工玄米は、腸内細菌叢の改善により、便秘を解消、短鎖脂肪酸の好影響などが期待でき、腎機能保全にも効果が期待できる。[42] これを3度の主食に用いることによって、10グラムのたん白質摂取を減らせて副食の献立に余裕がでる、普段の食事を家族とする際に、おかずは同じ献立で主食だけを変えればよい、というメリットがある。在宅独居老人も食事療法に取り入れやすい。

介入研究により主食を変えるだけで、たん白摂取の減った群では便秘が改善し酢酸、プロピオン酸の増加によりE.coli, Akkermansia が減少し、Blautia wexlerae, Blautialuti, ビフィドバクテリアの増加がみられた。このdysbiosis, Leaky gut の改善によりtryptophan 代謝経路が良い方向に切替わり、尿毒症性毒素も有意に減少、尿細管障害のマーカーも低下した。低たん白玄米は現在、腸内環境と腎臓を同時に改善する唯一の食品である。そのエネルギーは玄米や白米とほぼ同じ。食物繊維、γオリザノール、抗酸化活性などの玄米成分が特徴で、低たん白米として低たん白、低カリウム、低リン酸、および

写真８　低たん白加工玄米（五行元米）のパッケージ

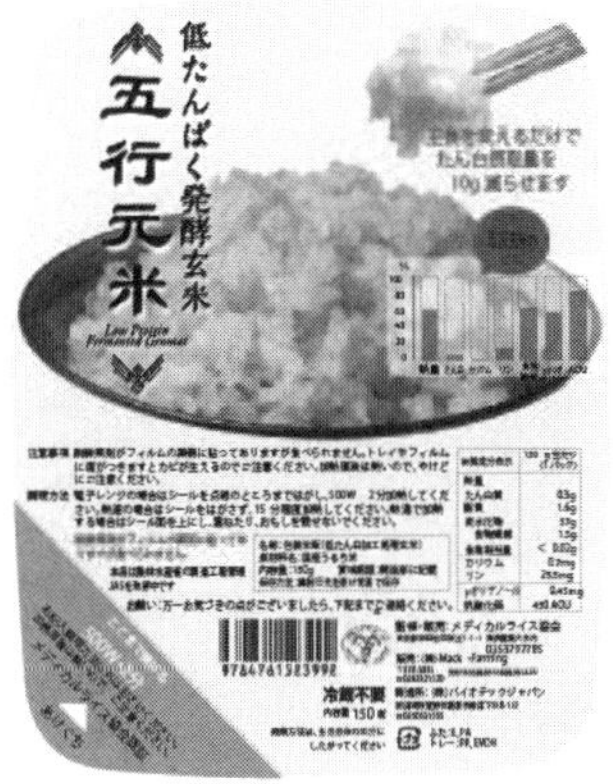

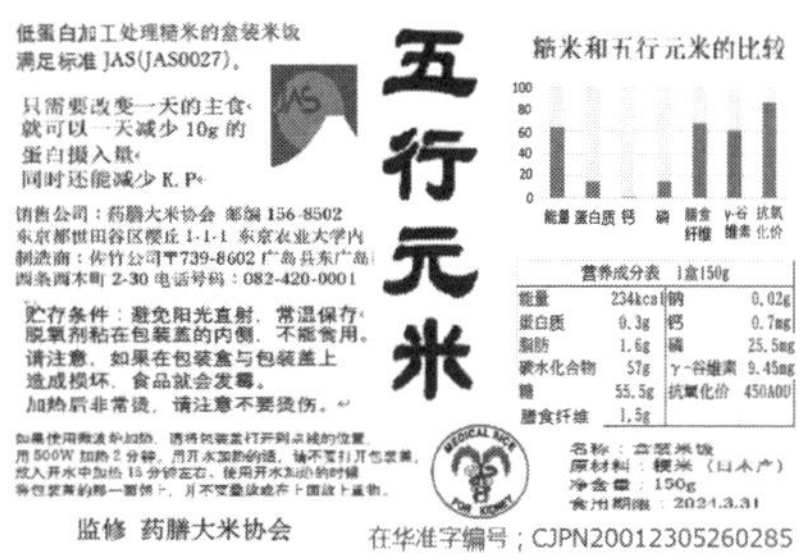

中国でも販売

無塩化ナトリウムの特徴を有する。メディカルライス協会は、コンソーシアムを組んで玄米からたん白質を除き、たん白質を10分の1以下に減らすことに成功し、五行元米として製造工程管理ＪＡＳ００２７を取得した。

世界中で増加する糖尿病・腎臓病患者の治療には、まず食で改善を図ることが、患者本人の負担を軽減することはもちろんＱＯＬも向上し、ひいては医療費の低減につながる[40]。

メタボリックシンドロームの者にはメディカル有機玄米（長養元米）が、血糖の高い者にはメディカル低ＧＩ玄米が、脳機能の維持にはメディカル胚芽玄米が良い。認知症も3分の1は腸管の炎症 Leaky gut が関係するという説があり、腸管機能を保つことで予防できる可能性がある。これらの原料米は、安全性、機能性が保証されているので、農家の所得が保証されているように、消費者も協力したい。メディカルライスの価格帯としてキロ千円を目指している。

3　フレイル、サルコペニア予防に長養元米

超高齢化社会になってフレイル、サルコペニアの増加が寝たきり老人を増やす、と問題になっている[42]。筋力の低下は慢性腎臓病患者にも共通する症状であり、治未病の立場からは一体化して考えねばならない。（図24参照）

筋肉が減少しているから肉を食べよう、というキャンペーンがなされているが、全体のエネルギー源不足による栄養失調状態にあることが多く、肉のみを食べて全体のバランス

図 24　フレイルサイクル

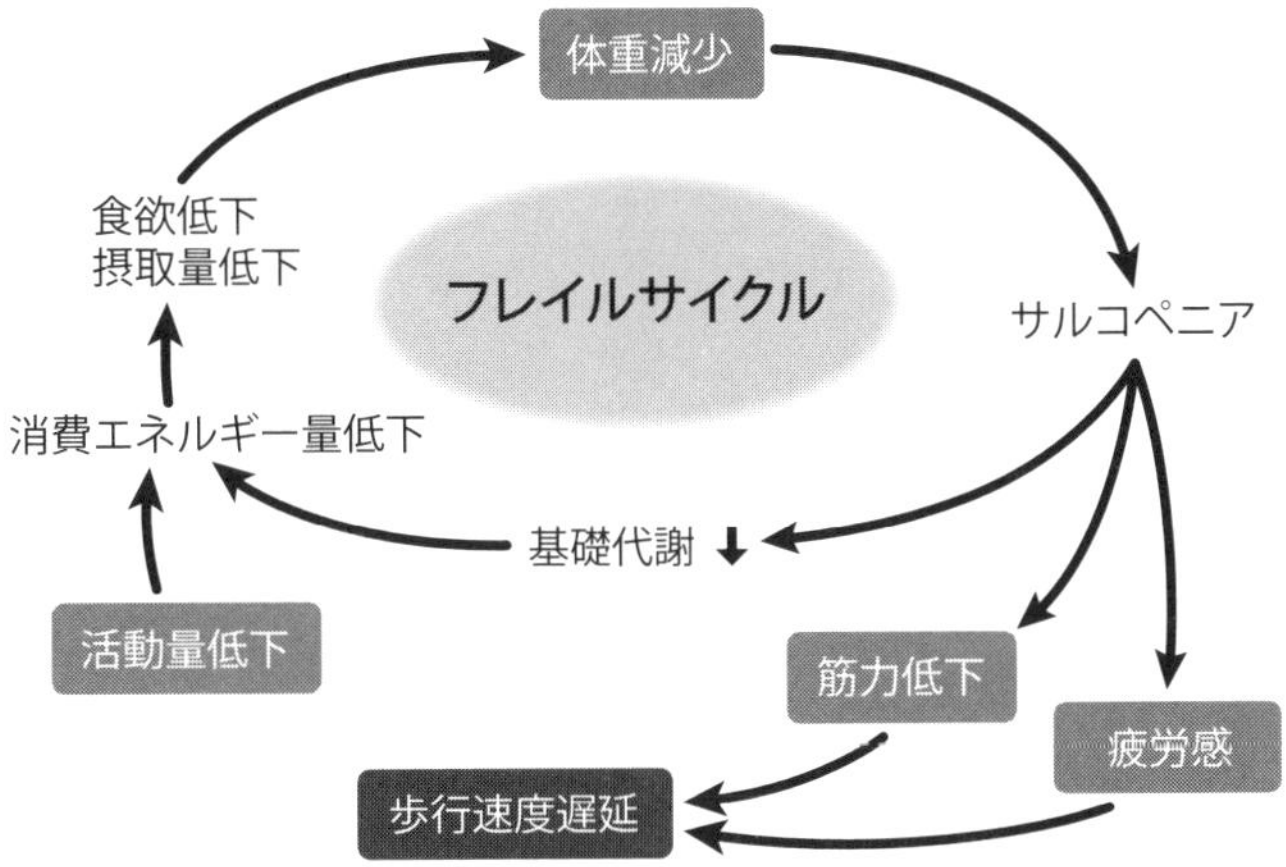

がとれていなければかえって腎臓への負担が増えて腎不全患者を増やすことになる。

コメの機能性から考えると認知症なども玄米を利用することで進行を遅らせることができるであろう。

米の機能性に関する学際的調査研究などを行うとともに、ヒトの健康を改善する効果を示したものに『メディカルライス』の認証を付与し、国際的に普及させたい。玄米の普及には、おにぎり弁当やパック米飯のように簡単に食べられる形でおいしい玄米を提供し、米作りから消費まで総合的に考えて対策する、ということが必要である。

4 米粉の利用、無グルテンパン

最近は街に玄米パンなどが現れるようになった。欧米では、グルテンフリー食品やセリアック病の認知度が高まり、米粉食品が見直されている。

米粉はコメを製粉したもので、だんご、もち、せんべい、米粉めん、米粉パンなどの原料となる。最近は、ロシアのウクライナ侵攻や、ポストコロナによる流通網の乱れとともに小麦粉が値上がりしていることもあり、米粉の利用が増えている。

コメの需要拡大に関し、2009年に成立施行された『米穀の新用途への利用の促進に関する法律』（米粉・エサ米法）と、コメ需要や食料自給率の伸び悩み、事故米不正転売事件（2008年）などを背景に作られた『米穀 等の取引等に係る情報の記録及び産地情報の伝達に関する法律』（米トレーサビリティ法）、改正食糧法をまとめて「米関連3法案」と呼んでいる。米粉・エサ米法については、米粉用や飼料用といった用途への利用を促進し、重要な食料生産基盤である水田を最大限に活用して、食料の安定供給を確保することを目的として制定された。生産農家と食品工業との連携、加工適性を高める新品種育成に対し、食糧法や種苗法などの特例を定めて支援を図っている。

米粉は白玉やビーフンに使われてきたが、ＪＡＳ認証を受けた低グルテリン米（易消化性タンパク質の含有量が低いといった特性を持つ品種のお米）は、白人に多いセリアック病の予防に有効ということで米粉パンは欧米に広まっている。[43]

玄米加工品はまだ市場規模は小さく、玄米の利用率は白米の１％程度と言われており、玄米の利用率を上げ米の需要拡大を進めるためには、玄米の利便性の向上が必須である。保存性が高く、白米粉並みの使用性に優れた玄米粉の調製法も、米粉の新規用途の伸びる中では重要であり、一方で、米が主役の利用法から離れ、玄米の栄養価の高さを生かした調味料などの新しいジャンルを開拓していくことも玄米の需要拡大、ひいては稲作振興に繋がると想定される。

玄米については、菌数が多い、糠層と胚乳部の吸水性が異なり湿式粉砕しにくい、粉砕後も添加された加水を糠層が吸水してしまう、粉体の表面積が大きくなり不飽和脂肪酸の多い油脂の酸化が進みやすく、流通安定性に欠ける、などの問題があるが関係者の努力で克服されてきた。４００種以上の米粉を製造し、パンケーキなどあらゆる菓子を製造している企業もある。

5　米作りの周辺

戦前戦後の食糧難時代の記憶を呼び覚ますのは、これからの食糧難が生じたときに参考になろう。もう戦後70年も経つと飢餓の記憶を持つ人は減り、医師の診断もおぼつかなくなっている。

国民の主食であるコメには、食料としてのみではなく、社会情勢を動かすような事件がある。戦前の恐慌下の当時、東京では失業者が続出、弁当を持ってこられない「欠食児童」が増える一方、豊作で政府手持米は増大していた。1932年6月6日、東京・三河島《みかわしま》で、失業者や主婦約400人が町長に「二、三日飯を食わぬから食わせろ」と迫ったことを、日本共産党の機関紙『赤旗《せっき》』(「しんぶん赤旗」の前身)が報道、「飢餓《きが》勤労民に米をよこせ!」と訴えた。これを契機に、日消聯(日本消費者連盟)が「政府払下米獲得闘争方針」を決定、日消聯とともに労働組合や農民組合、借家人組合など広範な団体に呼びかけて6月20日懇談会（大衆団体懇談会）を開催した。そこで請願署名の方針が決定され、7月2日の国際消費組合デーには、署名を携えた代表四十数人が農林省に陳情、さらに7月下旬には地域有志も加わった「東京地方米よこせ会」が発足して、「米よこせ」のスローガンが定着した。指導部は、満州事変による戦争拡大が国民生活を圧迫していることを訴え、国際反戦デーにちなんだ8月1日に約400人のデモで農林省を包囲、乳児を背負った婦人ら代表が幹部と交渉、ついに政府米6000俵の低価格払下げを実現させた。

戦後の食糧難をうけて飯米獲得人民大会が、1946年（昭和21年）5月19日に、日本の東京都麹町区（現千代田区）の皇居（宮城）前で行われた。日本国政府の食糧配給遅延に抗議する集会であった。食糧メーデーとも呼ばれる。第二次世界大戦後の社会主義運動の高まりによって、最大で25万人が集結した。集会の開催は、太平洋戦争敗戦による食糧・衛生事情悪化と、労働力が出兵したことによる農産物の不作、流通経路の破壊、加えて前年の収穫期を襲った台風の被害によって、国の食糧配給が滞っていたことが背景にある。そもそも国内の食糧総生産量が人口に見合わず、戦前は台湾や朝鮮半島から輸入していた米が止まり、また外地からの復員者の分、人口が増えるわけであり、満足な供給には無理があった。

大会翌日の5月20日、GHQ最高司令官ダグラス・マッカーサーは「組織的な指導の下に行われつつある、大衆的暴力と物理的な脅迫手段を認めない」と声明を出し、社会党と共産党を牽制した。昭和天皇は、5月24日に『祖国再建の第一歩は、国民生活とりわけ食生活の安定にある。全国民においても、乏しきをわかち苦しみを共にするの覚悟をあらたにし、同胞たがいに助け合って、この窮状をきりぬけねばならない』という「おことば」を述べた。事件の翌日、マッカーサーは首相の吉田に対して、アメリカが日本に食糧支援をすることを約束した。これにより難航していた吉田茂の組閣ができた。

6 低迷するコメ価格

2009年の通常国会において、米関連3法（米穀の新用途への利用喚起する法律、米穀等の取引等に係わる情報の記録及び産地情報の伝達に関する法律＝米トレーサビリティ法、食糧法の一部改正法）が成立し、米関連3法によって米の政策および流通システムは価格維持型から需要開拓型へ、さらに産地表示、トレーサビリティによる消費者への情報伝達と安全性確保を重視したシステムへ転換した。

転換した第一の要因は、米消費の減少傾向が続いているため、生産調整面積が年々拡大していることである。第二は、生産調整を続けているにもかかわらず過剰作付けが恒常化し、米価格が低落傾向にある点である。第三は、流通規制を大幅に緩和・自由化しても、消費者への情報提供と安全性確保のシステムが不備であったため、輸入米の事故米の不正転売と偽装表示が発生したことである。

２００７年産米では、３年連続の不作にもかかわらず、米の過剰生産とそれに伴う米価下落という事態に直面した。その対策として政府は過剰米34万トンを備蓄米として買い入れ、価格を維持。さらに、２００８年産の生産調整を強化し、生産調整参加者へ救済的メリットを上乗せすると同時に、水田経営安定対策への参加条件である経営耕地面積の下限を引いた。コメの消費は２０１６年から半減しているのに価格もそれに伴って下落し、生産農家の意欲をそいでいる。それに対して所得補償を繰り返してきたが、一時しのぎで根本的な解決にはなっていない。

過剰米対策に用途別生産目標を提示した。また米トレーサビリティ法により、お米、米加工品に問題が発生した際に流通ルートを速やかに特定するため、生産から販売・提供までの各段階を通じ、取引等の記録を作成・保存することになった。これによってコメの産地情報を取引先や消費者に伝達できることになり、ブランド米が生産されるようになった。

7 自給率

2007年暮に起きた中国製の冷凍餃子事件は、日本の食糧事情の危機的状況を明らかにするきっかけとなった。価格保障一本やりの農政は米あまりと米以外の農作物の国内生産の停滞を招いた。食生活の洋風化・多様化が進む中で、米の消費が減退し、畜産物、油脂のように大量の輸入農産物を必要とするようになった。このような食料需要の変化に対応した国内の供給体制の構築はなおざりにされてきた。食料自給率は一貫して低下して、昭和35（1960）年の82％から平成9（1997）年の42％、平成18（2006）年は39％になった。食糧が戦略物質となりうることは戦後の歴史が示している。エネルギーベースで平成18年度の食糧自給率が40％をきった、という報道は、石油の投機的値上がり、穀物飼料をアルコールにする代替燃料の作成による穀物の大幅な値上がりという条件と重なって、大きな社会問題となった。外国産より高くても基本的食料は国内生産するべきだと考える人も4割前後いる。

個別の食品の自給率も重量あるいはカロリーベースで示される。畜産物・油脂のほかに輸入に依存している割合が多い食料は、小麦や砂糖である。穀物自給率は28％となっていて、これは、2002年時点で173カ国・地域中124番目である。[44,45]（図25参照）

図 25　1965 年度と 2019 年度の食料消費構造の比較

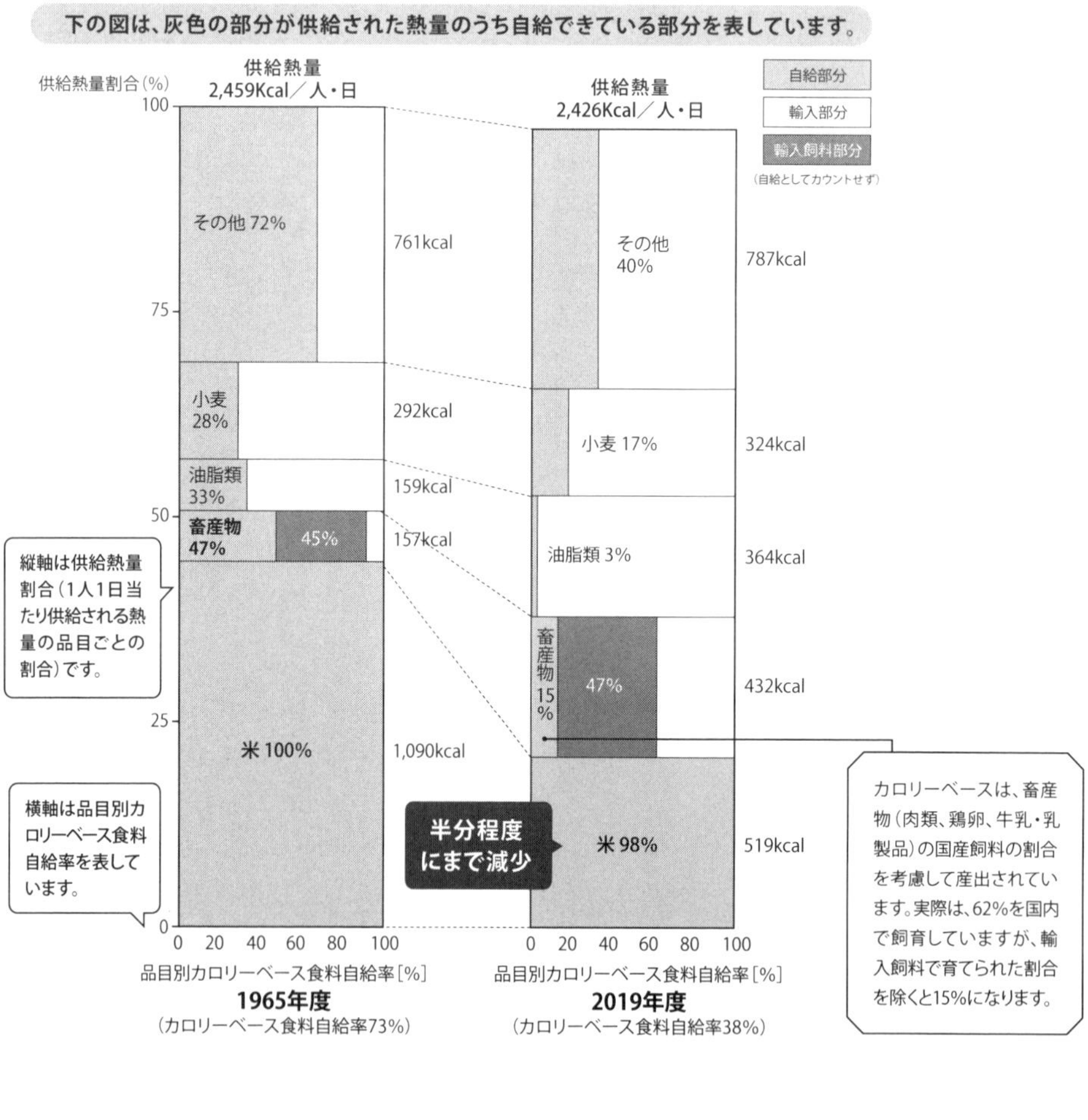

8　ロボット農業

みどりの戦略の描く未来の農村は、これまで圃場に行かなければ確認できなかった環境状態や作物の生育状況などの情報をスマートフォンやタブレットなどの端末上で遠隔確認することができる。(図26参照)

各種センサデバイスを通じて得られた環境データ、栽培データ、気象データなどのビッグデータをＡＩを用いて解析することで、栄養価や機能性が高く、安全安心な農作物生産の実現を目指すことになる。

しかし、里山や棚田の自然共生栽培は、手作り的な要素の多い米作りなので、このような機械化は採算にあわない。農家の所得が低いままでは機械化などは夢であろう。

むしろ里山の自然環境の保全や再循環ができる農業を目指した方がよい。少子高齢化で人口減も現実になっている現在、地域ごとに自主性をもって前向きに取り組んでほしい。

図 26　スマート農業の一例

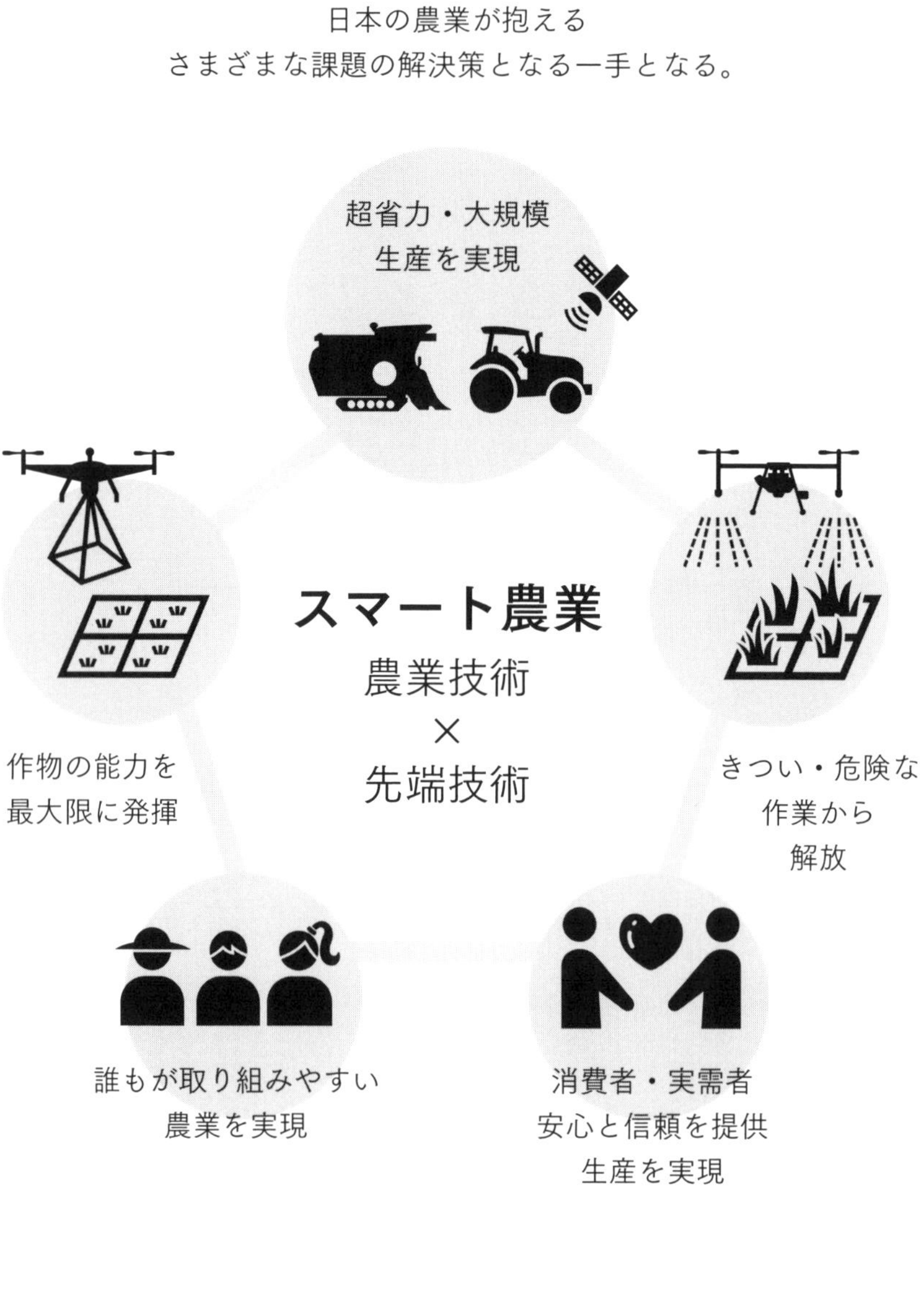
日本の農業が抱える
さまざまな課題の解決策となる一手となる。
超省力・大規模
生産を実現
スマート農業
農業技術
×
先端技術
作物の能力を
最大限に発揮
きつい・危険な
作業から
解放
誰もが取り組みやすい
農業を実現
消費者・実需者
安心と信頼を提供
生産を実現

日本のような狭い国土で、大規模農業を展開できるところは限られている。里山や山間地の農業とバランスを取り、国土保全や環境保持、未来への資産とする農業も展開する必要がある。

縄文時代以来、2500年以上にわたって自然とつきあい、敬って、八百万の神となって日本人の心性を成してきたことに想いを馳せたい。

数百年にわたって、用水やため池をつくり、土地を開墾して圃場を整備し、土壌を豊かにしてコメを作り続けてきた労苦と技術は、人類の遺産として残したい。ペシャワールの会の中村哲医師はアフガニスタンで用水をつくり、干からびた土地に水を引いたことで農地がよみがえり、パキスタンに逃れて難民化した人たちが何十万人も戻って65万人の命を救った。

公益財団法人オイスカの活動は、長野の農民が戦後のインドで農業指導をしたことに始まり、今もアジアやアフリカの貧しい国から研修生を受け入れて農業指導者を育成している。

彼らの国では上総掘《かずさぼ》りで井戸を掘り、飲み水の確保から始めねばならない。このような国では日本の追求するスマート農業は夢でしかない。

地道な過去の技術の継承もしっかり残したい。

参考文献

1. 沼田勇 『幕末名医の食養学　いま甦る「石塚左玄」の粗食健康法』 日本総合医学会　東京　2012
2. 貝原益軒　石川謙校訂 『養生訓・和俗童子訓』 岩波書店　東京　1961
3. 高木兼寛 Wikipedia　https://ja.wikipedia.org/wiki/ 高木兼寛
4. 大坪研一監修 『米の機能性食品化と新規利用技術・高度加工技術の開発』（田中耕一郎「イネ由来漢方薬」）テクノシステム　東京　2022　P.495-502
5. 松本一朗 『食生活の革命児―桜沢如一の思想と生涯』 竹井出版 東京　1976
6. 二木謙三 『健康への道―完全正食の医学』 東京書院　東京　1965
7.Watanabe S, Mizuno S, Hirakawa A. 2018. Effects of Brown Rice on Obesity: GENKI Study I (Cross Sectional Epidemiological Study). J Obes Chronic Dis 2(1): 12-19.
8. 渡辺昌編 『玄米のエビデンス』 キラジェンヌ　東京　2015
9. 渡辺昌 『栄養学原論』 南江堂　東京　2009
10.Watanabe S, Iinuma K. “Rice Consumption Enhancing Innate Immunity with a Reduced Risk of COVID-19 Infection and Mortality”. Acta Scientific Nutritional Health 6.4 (2022): 80-90.
11.Kikuchi H, et al., Changes in Microbiota and Short Chain Fatty Acids Following 3-Month Pilot Intervention Study Feeding Brown Rice Ball Omusubi to Healthy Volunteers. La Prensa Medica 107(1):1, DOI:10.47275/0032-745X-315
12.Watanabe S, et al., Food as Medicine: The New Concept of “Medical Rice”. Adv Food Technol Nutr Sci Open J. 2016; 2(2):38-50. doi: 10.17140/AFTNSOJ-2-129
13. 大坪研一監修 『米の機能性食品化と新規利用技術・高度加工技術の開発』（井内直良「米でんぷんの調整法と構造および物性」） テクノシステム　東京　2022　P.163-176
14. 玄米食味コンテスト 「医と食」 2019；11(6):390-391
15. 久保幹 『SOFIX 物質循環型農業：有機農業・減農薬・減化学肥料への指標』 共立出版　東京　2020
16. 平田孝一 「米の加工利用」 食品と容器　2011；52（8）：460 － 465
17. 平田孝一 『新・炊飯米専科　少量・大量炊飯の実践ガイド』　グレイン・エス・ピー　東京　2021
18. 大坪研一監修 『米の機能性食品化と新規利用技術・高度加工技術の開発』（第２項　對馬諒介「無菌化包装米飯」）、テクノシステム　東京　2022　P.237-243
19. 石丸孝佑編 『米の事典―稲作からゲノムまで』 幸書房　東京　2002
20. 薄井勝利 『健全豪快イネつくり』 農山漁村文化協会　東京　2021
21. 特定非営利活動法人無施肥無農薬栽培調査研究会 岡田茂吉 https://muhiken.or.jp/principle/mei/
22. 福岡正信自然農園　https://f-masanobu.jp/about-masanobu-fukuoka/
23. 木村秋則 『リンゴが教えてくれたこと』 日経 BP マーケティング　東京　2013
24. 迫田義博 「One Health とは」（2016）
https://www.mhlw.go.jp/file/06-Seisakujouhou-10900000-Kenkoukyoku/0000121245_1.pdf

25. 三枝正彦，木村真人編 『土壌サイエンス入門』 文永堂出版　東京　2005／植物等の生産、生物多様性、炭素貯留、大気組成の維持、歴史の貯蔵庫、景観、構造物の支持
26. 松井健，岡崎正規編 『環境土壌学』 朝倉書店　東京　1993／水質、汚染物質の浄化、アメニティ機能、自然教育・教材、文化財の保存
27. 久馬一剛 『土とは何だろうか？』 京都大学学術出版会　京都　2005／有機物の分解を通じた元素の生物地球環境化学的循環、水の循環調整
28. デイビッド・モントゴメリー，アン・ビクレー 『土と内臓—微生物がつくる世界』築地書館 2016
29. 山根一郎 『土と微生物と肥料のはたらき』 農山漁村文化協会　東京 1988
30. 南澤究，妹尾啓史他 『エッセンシャル土壌微生物学 作物生産のための基礎』 講談社 東京　2021
31. 染谷孝 『人に話したくなる土壌微生物の世界—食と健康から洞窟、温泉、宇宙まで』 築地書館　東京 2020
32. 横山和成 『図解でよくわかる 土壌微生物のきほん』誠文堂新光社 東京 2015
33. テクノスルガ　https://techno.co.jp
34. 堤未果『ルポ 食が壊れる 私たちは何を食べさせられるのか？』文春新書 東京 2022
35. みどりの食料システム戦略 https://www.maff.go.jp/j/kanbo/kankyo/seisaku/midori/
36. 古事記 Wikipedia https://ja.wikipedia.org/wiki/ 古事記
37. 新嘗祭 Wikipedia https://ja.wikipedia.org/wiki/ 新嘗祭
38. 産経ニュース「神道の命運左右した「視察」　ＧＨＱに新嘗祭見せよ…占領政策から神社守った宮司の戦い」 https://www.sankei.com/article/20151223-366VWCBTONMR7OITKLYKYEJNDY/
39. 食育基本法 . https://www.maff.go.jp/j/syokuiku/attach/pdf/kannrennhou-20.pdf
40. 渡辺昌 『「食」で医療費は１０兆円減らせる』日本政策研究センター 東京 2015
41. 渡辺昌、樫原直樹 「慢性腎臓病をいかに予防するか」アンチエイジング・メディシン 2023；19（5）：430 − 436
42.Watanabe S. Population-based strategy for preventing diabetes and its complications. Diabetes Res Open J. 2018; 4(1): e1-e4. doi: 10.17140/DROJ-4-e011
43.Watanabe S. The Potential Health Benefits of Brown Rice. In; Rice Crops - Productivity, Quality and Sustainability, In Tech Open. DOI: http://dx.doi.org/10.5772/intechopen.107543
44. 農水省食料自給率　https://www.maff.go.jp/j/zyukyu/zikyu_ritu/012.html
45. 一般財団法人農政調査委員会 『米産業に未来はあるか——歴史を見つめ、明日を展望する』農政調査委員会　東京　2021

INDEX 索引 ABC 順

おわりに

私は自分の健康のために玄米食をはじめたが、これによって糖尿病ともコロナとも、総胆管がんともうまく付き合えて一病息災ができている。

そして玄米の源流を時間を遡っていくと、米作りはこんなに大変なのか、と実感した。瑞穂の国といわれるほどに美しい田園風景は、何百年もかけて作られてきたのだ。

田作りには勤勉、工夫、融和、協調など、日本人の美徳はこのような中で身についてきたのではなかろうか。日本人は縄文時代から豊かな自然に恩恵を受けてきた。弥生時代に移入してきた人たちも日本の自然に感化されたのであろう。皆働けば食えたことが、あえて殺し合いをしなくても国造りにつながったのである。

聖徳太師の和を尊ぶ17条の憲法も日本の骨格を決めたといわれる。『玄米のエビデンスII』は、戦前から生きた昭和世代の平成、令和世代へのバトンである。視野を広く持ち、過去、現在、未来を洞察して日本の伝統の上に立って自分の道を歩んでほしい。人も国も食の上に立つ、という言葉は混乱の時代を治め、世界平和につながるキーワードではないか。テレビやスマホはグルメ番組に狂奔しているが、食べられない人が何億人もいることを考え、「食の来由を訪ねて味の濃淡を問わず」といった伝教太師の教えを思い出したい。

現代の科学は、すべてのものがネットワークでつながっていることを明らかにしてきた。調べられた限りでは、地球のように土壌がつくられ、生命があふれかえっている星はない。適度な気温と空気、水が生命体を発展させてきた。

人類が生まれたのは500万年以上前、それ以後いくつもの人種が現れては消え、現生人類は16万年ほど前にアフリカにいた女性の子孫といわれる。それが80億人にも増えてきたのだ。我が世の春を誇っていても足元の地球は傷ついてきている。人類のために絶滅した生物も多い。このようなときに命を守ってくれるのは土だ。日本の良質な土壌が世界最大の資産となるだろう。

私たちの努力で、小さな面積でもビオトープとして生き物の楽園が残るようにしたい。

この本の制作に、大勢の人の協力・支援をいただいた。特にコメについては大坪研一、石丸孝祐、炊飯については平田孝一、土壌菌については、テクノスルガ・ラボの望月淳、日本ボーデン研究所の麦島昌、等の諸氏にお教えいただいた。また資料提供を農林水産省等からうけた。この本は知の集積であり、綜合農学というようなジャンルを切り開いた。

短期間で編集を担当していただいた田中信一氏にも深謝する。

渡邊　昌

プロフィール

渡邊 昌（Watanabe Shaw）

1941年生まれ。医学博士。病理学、疫学、栄養学が専門。1965年慶應義塾大学医学部卒。大学院修了後病理学講師、アメリカ国立癌研究所病理部研究員、国立がんセンター研究所病理部室長、同疫学部長を経て、東京農業大学教授、国立健康・栄養研究所理事長を歴任。また「喫煙と健康」WHO指定研究協力センター長、厚生科学審議会委員、内閣府食推進委員、農水省食の将来ビジョン戦略委員を務める。2018年、食で治未病を目指すメディカルライス協会を設立。

1993年WHO記念メダル、1995年日本医師会医学賞、2001年日本疫学会功労賞受賞。1996年からは『環境・食糧・健康』を一体化させた研究に取り組み、2013年、アジア太平洋臨床栄養学会を開催、国際的に活躍する。

『新・統合医療学』（メディカルトリビューン）、『栄養学原論』（南江堂）、『糖尿病は薬なしで治せる』（角川書店）、『食事でがんは防げる』（光文社）、『医師たちが認めた「玄米」のエビデンス』、『科学の先現代生気論』（共にキラジェンヌ）など著書多数。

プロフィール

林 正明（Hayashi Masaaki）
特定非営利活動法人一次産業応援団理事長。
メディカルライス協会専務理事。

2015年、特定非営利活動法人一次産業応援団を設立。一次産業の従事者に対して、安全で美味しい商品を生産して販売するための技術と情報を提供し、一次産品の流通に携わる者、需要家たる飲食店を経営または運営する者、ならびに広く一般消費者に対して、これら安全で美味しい一次産品に関する情報を提供する事業を行う。一次産業従事者と流通事業者と消費者を繋ぎ、これらの活動を通じて、一次産業従事者の所得の安定と増大、一次産品の安定供給並びに食の安全の実現に寄与している。

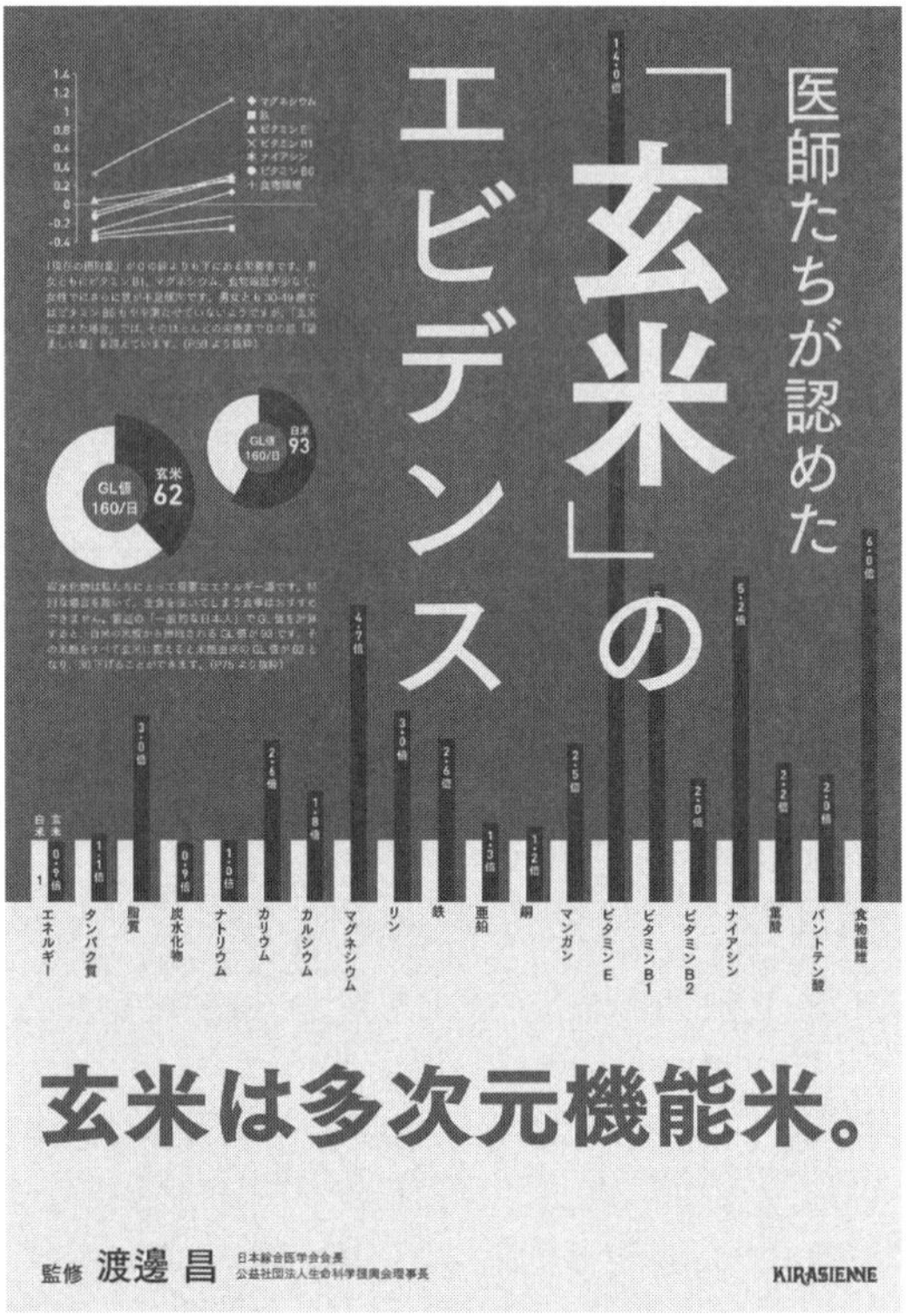

医師たちが認めた「玄米」のエビデンス

渡邉昌（監修）

1,300 円＋税／ ISBN978-4-906913-32-9

玄米の機能性を医学的知見から示した最新レポート集。玄米を推奨する医師たちがそれぞれの専門分野から解説。

玄米のエビデンスII
自然共生栽培と玄米のおいしさ

初版発行　2024年1月15日

著者　渡邊 昌　林 正明
編集　田中信一
編集協力　大崎暢平
イラスト　槌本ひかり
デザイン　北田彩

発行人　吉良さおり
発行所　キラジェンヌ株式会社
東京都渋谷区笹塚3-19-2 青田ビル2F
TEL：03-5371-0041　FAX：03-5371-0051

印刷・製本　モリモト印刷株式会社

Printed in Japan
ISBN 978-4-910982-01-4

定価はカバーに表示してあります。